REVERSE

降尿酸
防痛风

张奉春　编著

中国轻工业出版社

图书在版编目（CIP）数据

逆转．降尿酸防痛风 / 张奉春编著 . —北京：
中国轻工业出版社，2024.9
ISBN 978-7-5184-3892-1

Ⅰ．①逆… Ⅱ．①张… Ⅲ．①痛风－防治 Ⅳ.
①R5

中国版本图书馆 CIP 数据核字（2022）第 031189 号

责任编辑：程　莹
策划编辑：翟　燕　付　佳　责任终审：劳国强　封面设计：伍毓泉
版式设计：悦然生活　　　　责任校对：朱燕春　责任监印：张　可

出版发行：中国轻工业出版社（北京鲁谷东街 5 号，邮编：100040）
印　　刷：北京博海升彩色印刷有限公司
经　　销：各地新华书店
版　　次：2024 年 9 月第 1 版第 2 次印刷
开　　本：710×1000　1/16　印张：12
字　　数：200 千字
书　　号：ISBN 978-7-5184-3892-1　定价：49.80 元
邮购电话：010-85119873
发行电话：010-85119832　010-85119912
网　　址：http://www.chlip.com.cn
Email：club@chlip.com.cn

生命是奇迹，也是奥秘！人体本身有着惊人的修复功能，只要掌握身体生病的原理以及康复的路径，调整饮食结构，科学摄入营养，坚持良好的生活方式，辅以相应的医学支持，就能控制病情，甚至在一定程度上逆转疾病。

近年来痛风这种代谢性疾病，有着逐渐低龄化和增多的趋势，已然成为当下不可忽视的健康警示。随着人们生活节奏的加快，饮食摄入热量过多、运动量下降，超重、肥胖等引发的代谢紊乱日渐增多，许多人患上了高尿酸血症和痛风。

尿酸水平偏高了，该怎么办？

怎么规避不定期袭来的痛风发作？

…………

各种疑问和焦虑蜂拥而至，其实，初次确诊坚持饮食及生活方式的调整，高尿酸血症和痛风是可以得到有效控制的。

通常临床上，高尿酸血症没有任何症状，被称为"沉默的杀手"，如果体内血尿酸长期超过其在血液或组织液中的饱和浓度，尿酸通过血管壁进入组织，形成尿酸盐结晶析出，在关节腔和其他组织中沉积，引起局部炎症反应和关节组织破坏，就会导致"痛风"。早期筛查并确诊，通常可以通过生活方式改变、降尿酸治疗及慢病管理，控制高尿酸血症和痛风。

那么，如何掌握高尿酸血症和痛风发病的原理？如何防控痛风走向康复呢？

本书从科学角度揭秘痛风形成的内在逻辑，结合临床案例，告诉读者在确诊初期，如何平衡体内营养、调节肠道菌群、提高代谢能力、优化生活方式等，重建尿酸的"收支平衡"，整体上构建防控痛风体系，解除痛风患者及家人对该病的担忧与烦恼。

愿本书能给高尿酸血症及痛风患者些许助益，让更多人用更科学的生活疗养法，改善自己的健康！

张春香

痛风发作的诱因

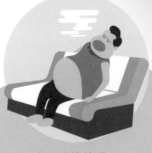

每天吃饱就睡

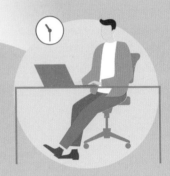

久坐不动

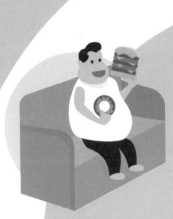

暴饮暴食

也许你现在没有任何症状，
只是检测报告上尿酸值高了。
你是否依旧不控制饮食呢？

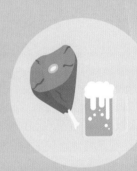

常吃炸鸡配啤酒

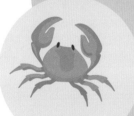

过量吃海鲜

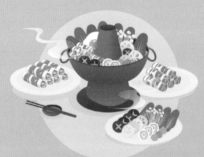

常吃火锅且爱喝肉汤

那么，不久的将来，
或许因为某一天中的某一诱发行为，痛风就会发作。

为了不等到那一天，看到体检报告上的尿酸值高了，就应该开始自我管理，让代谢失衡的身体回归健康。

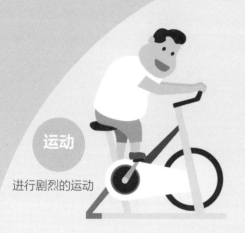

压力

持续高强度工作
压力大

运动

进行剧烈的运动

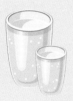

水分流失

运动等原因导致大量出汗
不爱喝水

容易导致
痛风发作的场景

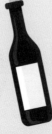

饮食

过量饮酒
过量摄取高嘌呤食物

目录

第一章

血尿酸值高了，怎样做远离痛风

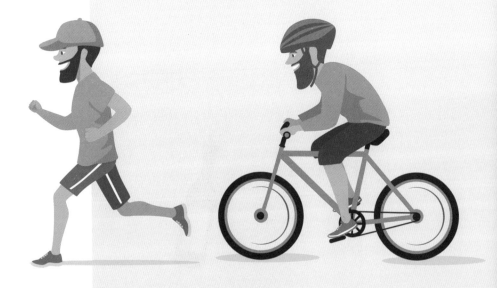

第二章

就是一辈子吗
得了痛风，

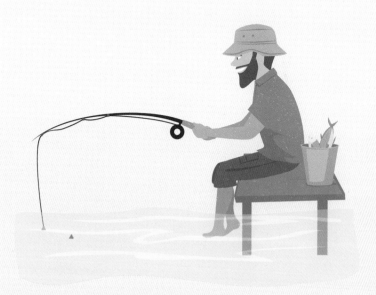

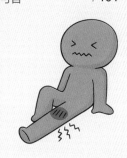

第五章

睡得多≠睡得好，
高质量睡眠促进尿酸排出

第一章

血尿酸值高了，
怎样做远离痛风

尿酸高意味着什么，
需要怎么做

体内产生过多尿酸，提防排泄机制退化

尿酸是人体内嘌呤核苷酸分解的代谢终产物，是人体的"垃圾"。人体内有一个可以容纳1200毫克尿酸的"漏斗"

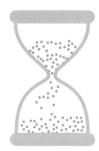

每天新生成
600 毫克

同时排泄掉
600 毫克

"漏斗"中的尿酸过多
或者"漏斗"出现问题

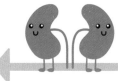

没办法通过肾脏
及时排泄尿酸

尿酸就会被带到血液中

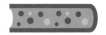

当血液中的尿酸浓度超过正常

在临床上就会被诊断为"**高尿酸血症**"
体现在体检报告上就是"**尿酸偏高**"

一旦受到饮酒、工作压力大等诸多因素的刺激，就可能导致**急性痛风性关节炎**发作，一些患者的脚趾突然剧烈疼痛正是因此导致的

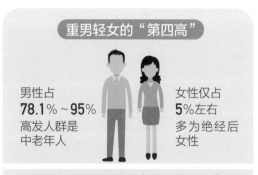

重男轻女的"第四高"

男性占
78.1%~95%
高发人群是
中老年人

女性仅占
5%左右
多为绝经后
女性

患高尿酸血症的男性与女性的比例约为
20：1

◉ 哪些人是尿酸逐步攀高的"潜力股"

工作忙碌、压力大的人。不注意休息、劳累、压力大会增加高尿酸血症发病的可能，特别是伏案久坐的白领。

肾脏功能退化的人。老年人由于机体功能退化，肾脏功能减弱，没有能力及时排泄尿酸，就会导致血液中尿酸值增高。

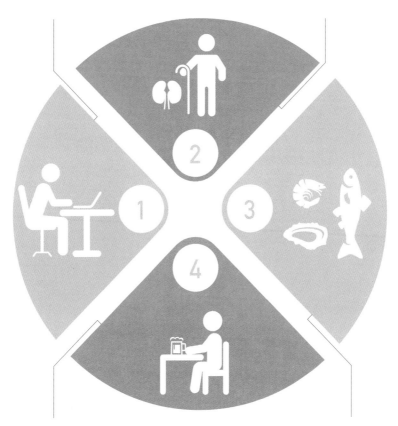

经常喝酒的人。特别是啤酒，其中含有大量嘌呤，一瓶啤酒可使尿酸升高一倍。建议常喝酒的人每三个月去医院检查一下血液中的尿酸值是否超标。

摄入海鲜、肉类、豆类过量的人。海鲜、肉类、豆类都含有很高的嘌呤，嘌呤摄入过多，尿酸就会升高，就像上下班高峰，太多的车同时上路，难免堵塞。

嘌呤是一种身体需要的物质，八成自产，二成来自食物。只需要记住，嘌呤代谢后就变成了尿酸，嘌呤摄入多了，尿酸就会高

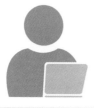

程序员小李
24 岁

体检
血尿酸偏高

入职体检中心查出血尿酸偏高
平时身体一向很好的他并没有在意

小李为一个项目连续忙碌了三个月，在庆功宴上和同事多喝了几杯，几个小时后他突然觉得左脚大脚趾剧烈疼痛，还发现伴随红肿，服用了一些消炎药，一周后疼痛消失，但在随后的半年里，左脚大脚趾红肿伴疼痛反复发作，几乎疼得整晚睡不着。

像小李这样年轻的痛风患者并不少见。这病不仅仅四五十岁的中年人得，年轻化趋势非常明显。我在临床上见过最年轻的患者只有 17 岁。近 20 年来，我国高尿酸血症不足 40 岁初次发病者增加了 26.3%。

开启"三低一多"饮食自我管理计划

2017 年，国家卫健委发布了《高尿酸血症与痛风患者膳食指导》。

● 痛风饮食治疗总体原则"三低一多"

> 三低：低嘌呤饮食，低（减轻）体重，低盐低脂饮食
> 一多：多（大量）喝水

注：过去主张无嘌呤或严格限制富含嘌呤的食物，但同时也限制了蛋白质的摄入，长期限制蛋白质摄入，会导致营养不良。因此，目前最新建议改为：主要限制高嘌呤食物。也就是说，饮食限制相对放宽了，但该严格的时候还是要严格。

● 高尿酸血症与痛风患者不吃或适当少吃什么

不吃动物内脏，少吃红肉

- 各种动物内脏，包括肝、肾等，都不要吃。
- 浓肉汁、浓肉汤等也不要食用。
- 各种红肉（牛肉、羊肉、猪肉等），在痛风急性发作期不要吃。
- 当痛风患者处于缓解期或高尿酸血症状态时，红肉摄取量每天控制在 50 克以内，但可以适量吃一些去皮白肉。

少吃海鲜类食物

- 长期吃大量高嘌呤海鲜，也是痛风的危险因素之一，尽量不要吃。
- 急性期绝对不能吃的（高嘌呤）：贝类、螃蟹等带甲壳的海产品；一些鱼类，如鲤鱼、鲫鱼、黄鱼等。
- 可以少量吃的（中嘌呤）：金枪鱼、鲈鱼等鱼类；小龙虾、河虾、大闸蟹（除了蟹黄）等。

减少脂肪摄入

脂肪本身会阻碍肾脏对尿酸的排泄，高脂饮食还会导致肥胖和代谢紊乱。

- 肉要选脂肪含量低的，如猪里脊、牛里脊等。
- 控制烹调植物油量：20～30 克／天。
- 建议将体重控制在正常范围（18.5 ≤ BMI<24.0）。

适量吃粗细粮

碳水化合物提供的热量占总热量的 50%～65%，摄入不足易造成脂肪参与热量消耗，分解产生一种叫酮体的物质，抑制排尿酸。

宜选择低 GI（食物血糖生成指数）食物。鼓励全谷物食物占全日主食量的 30% 以上，全天膳食纤维摄入量达到 25～30 克。

严格戒酒，不喝甜饮料

急性痛风发作、药物控制不佳或慢性痛风性关节炎患者应严格戒酒。众所周知，喝酒会增加痛风发作的风险，啤酒尤为显著。具体排序是陈年黄酒 > 啤酒 > 普通黄酒 > 白酒 > 红酒。

痛风患者喝饮料前要注意看一下配料表，添加"果葡糖浆""白砂糖""蜂蜜"的最好不喝。

不吃干豆，可适当食用豆腐、豆浆

很多人认为痛风患者不能吃豆类食物。但其实豆类的促尿酸排泄作用大于嘌呤高导致的血尿酸合成增加，所以不会明显影响血液嘌呤含量。

另外，豆类含丰富的蛋白质、膳食纤维、大豆异黄酮等有益物质，可以降低心脑血管疾病的风险。

因此痛风患者可适当食用豆腐、豆浆等豆制品，但不要吃干豆。

● 痛风患者可以多吃什么

多喝水

每天多喝水，维持每天尿量 2000 ~ 3000 毫升，以促进尿酸排泄。但要注意，喝的是白开水、淡茶水、矿泉水，不是"老火靓汤"，也不是可乐、奶茶。

牛奶和鸡蛋每天必吃

可食用牛奶及奶制品，尤其是脱脂奶和低热量酸奶，推荐每天饮用 300~500 毫升。鸡蛋每天可以吃 1 个。

多吃新鲜蔬果

多吃蔬果有利于增加尿酸的排出量。蔬果多富含钾，钾可以促进肾脏排出尿酸。足量的新鲜蔬菜，每天应摄入 500 克左右。每天摄入水果 250 克左右。高果糖水果不利于尿酸排出，尽量选择低果糖水果，如草莓、柚子等。

总而言之，痛风患者在避免高嘌呤食物、酒类和甜饮料的同时，还得均衡营养、减肥降脂来改善整体代谢功能，才能真正把身体调理好。

适度运动改善身体代谢，促尿酸排出

在门诊经常有些患者，前一天打球或做健身运动，晚上睡觉时大脚趾肿胀起来，抽血后发现血尿酸升高，是急性痛风发作。

◉ 剧烈健身后尿酸值蹿高

某企业经理李先生，健身多年，长期每周运动 3~4 次，偶尔饮酒，一年不超过十次，饮食上有点偏荤，但还算正常，健身的习惯加上家里的饮食习惯使其对油比较挑剔，几乎不吃夜宵，也不在外面大吃大喝，但前不久由于前一天锻炼强度增加，晚上睡觉时感觉大脚趾剧烈疼痛，去医院抽血检查，尿酸值高达 595 微摩 / 升。初步诊断为痛风急性发作，开了非布司他片，吃了半个月，这期间没有剧烈运动，尿酸值降到 280 微摩 / 升。

为什么剧烈运动会引起尿酸升高，甚至痛风急性发作？ →	首先，剧烈运动时大量出汗，会导致血流量，特别是肾血流量减少，尿酸和肌酸排泄量减少，这会增加血液中尿酸的浓度。 其次，过度肌肉和关节运动，使局部供氧不足，会导致体内糖酵解和乳酸堆积。乳酸和尿酸都是酸性物质，一方面，它们竞争性地从尿液排出，影响尿酸排出；另一方面，体内过量的乳酸形成酸性环境，导致尿酸在关节局部沉积，诱发痛风急性发作。

◉ 适度运动能促进代谢掉多余尿酸

运动是把"双刃剑"，如果运动量少，尿酸代谢慢，可能诱发痛风，而运动过量会导致乳酸大量堆积，乳酸会抑制尿酸的排出，也有可能诱发痛风。所以运动不足或过量，对痛风患者都是"雪上加霜"。

适度运动能够帮助排泄尿酸。通过运动控制体重，有利于将血尿酸控制在理想水平，减少痛风的发作次数。所以，运动对痛风患者来说是必要的，但把握好度很重要。

◉ 自我判断运动是否剧烈

在运动过程中保持适中的运动量很重要，衡量方法有以下几点。

（1）运动过程中稍稍出汗，轻度呼吸加快，但不影响正常对话。

（2）运动结束后，心率可在 5～10 分钟恢复正常。

（3）运动后身体轻松愉快，没有持续的疲劳感或者其他不适感，即便出现疲乏倦怠或肌肉酸痛，也可在短时间内消失。

（4）运动后食欲和睡眠良好。如果运动后，休息 10～20 分钟心率仍不能恢复正常，出现疲劳、心慌、食欲减退、睡眠不佳等情况，则为运动量过大，应该酌情减少运动量；反之在运动中可以自如唱歌，运动后身体无发热感、没有出汗，心率无变化或者在 2 分钟内迅速恢复，则表示运动量不足，可适度增加。

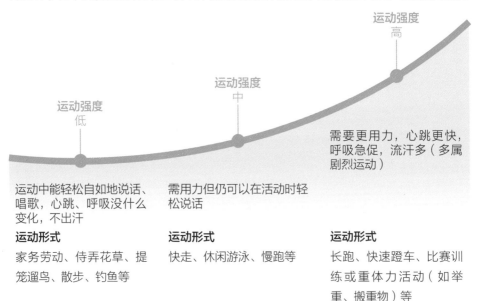

运动强度
低

运动强度
中

运动强度
高

运动中能轻松自如地说话、唱歌，心跳、呼吸没什么变化，不出汗

需用力但仍可以在活动时轻松说话

需要更用力，心跳更快，呼吸急促，流汗多（多属剧烈运动）

运动形式
家务劳动、侍弄花草、提笼遛鸟、散步、钓鱼等

运动形式
快走、休闲游泳、慢跑等

运动形式
长跑、快速蹬车、比赛训练或重体力活动（如举重、搬重物）等

运动中及时补水

运动医学研究发现： 为防止运动脱水，在运动前、运动中和运动后都需要适量饮水，即少量多次，每次补充 100～200 毫升水，一小口一小口地喝。白开水通常是最好的选择。在运动中、运动后喝水前，提倡先用水漱漱口，润湿口腔和咽喉。

注意： 运动时，一口气喝下大量水，这样做对身体是有害的。因为水分会很快被吸收到组织细胞内，使细胞水肿，造成水中毒。另外，短时间内补入大量液体，会加重心脏、肾脏等器官的负担。

定期监测血尿酸的情况

有些人检测出血尿酸值高后，为了方便检测血尿酸水平，就买一个尿酸仪天天测，其实四肢末端血液循环较差，不具参考价值。尿酸是看长期的间隔变化，刚开始半个月测一次，以后稳定了几个月或更长时间测一次即可，但前提是一直通过饮食和运动控制。

血尿酸检测

定期检测血尿酸对于痛风的诊断、发展阶段及降尿酸效果的评估非常重要。

血尿酸是指外周血清中尿酸的浓度，一般需要抽血检查。

正常嘌呤饮食状态下，非同日两次空腹检测：当女性尿酸值大于 360 微摩 / 升，男性尿酸值大于 420 微摩 / 升时，就可以诊断为高尿酸血症。

但需要特别注意的是，由于尿酸水平是不断波动的，因此并不是所有痛风患者在检测时尿酸值都很高，有些痛风患者在急性发作期尿酸水平并不高，在这种情况下，医生可以根据典型的临床表现和其他检查结果综合诊断。

 注意

1 血尿酸值受饮食因素影响较大，检查前三天内禁止饮酒、吃高嘌呤食物，同时抽血前应禁食 10 小时以上，避免剧烈运动。

2 抽血前一周，要停止服用降尿酸药物及影响尿酸排泄的药物，如呋塞米、氢氯噻嗪及水杨酸类药物。

3 当血尿酸值波动较大时，需排除外源性尿酸干扰再采血检测。

肝功能检查

虽然尿酸盐结晶在肝的沉积量很少，但痛风患者合并代谢综合征或长期使用别嘌醇等痛风药物时，肝功能会出现不同程度的异常。例如一些患者会出现转氨酶（ALT和 AST）成倍增高的问题。此时，医生会根据具体数值调整用药方案。

肌酐检测

肌酐值是体现肾功能健康程度的重要指标。检测肌酐一般是抽血检测。

一般情况下，肌酐值正常范围是 44~106 微摩/升。若肌酐值超出正常范围，一定要寻找肌酐值升高的原因。

若与饮食有关，就要限制高蛋白食物的摄入。若是病理性的，意味着可能出现肾脏炎症，如果不及时治疗，可能会导致肾功能损伤，甚至肾衰竭、尿毒症，后果非常严重，所以痛风患者要特别关注肌酐值，尽量选择安全、不良反应小的方法治疗痛风。

注意

1 空腹时静脉采血，检测肌酐前三天不要吃肉类，每天摄入的蛋白质不超过 40 克。

2 避免剧烈运动，减少外源性肌酐干扰。

CT 检查

痛风患者做 CT 检查的五大理由：

1 三维立体呈现痛风石的生长位置、大小、密度、形态，为后期治疗处置及确认效果提供重要依据。

2 了解关节腔被破坏程度：软骨被侵蚀程度、软骨增生、骨赘、骨刺、滑囊炎等。

3 为后期引流处置提供参考依据。

4 为治疗过程中准确确定位置提供帮助。

5 确定骨质增生或者痛风结节最简单的方法。

血糖、血脂测定

痛风、高尿酸血症都是与代谢有关的疾病，通过血糖、血脂测定，可以评估患者糖代谢、脂代谢的状况。对代谢异常者给予积极的降糖、降脂治疗，对于痛风、高尿酸血症的控制大有益处。

肥胖、糖尿病及高血压患者易并发痛风。肥胖者不仅尿酸产量多，而且尿酸排泄少，从而引起高尿酸血症与痛风。

若临床上这些疾病同时出现，可能会使疾病不易控制，因此在诊断痛风、高尿酸血症时应该同时评估。

尿酸高≠痛风，
但稍不注意下一步就是痛风

没有症状，就与痛风没有任何"瓜葛"吗

有些人尿酸高并不一定会诱发痛风，但是痛风患者一定患有高尿酸血症，这是原发疾病与继发疾病的关系。

● 痛风是持续高尿酸的结果

一旦体液中的尿酸钠持续升高，在某些因素的激发下，如劳累、酗酒、饮食不节、局部受凉等，很容易导致体液中溶解的尿酸钠进入饱和状态，形成尿酸钠结晶，在关节、肾脏和人体的其他组织中沉积，再经过一系列复杂的生化过程，引发炎症反应，从而诱发痛风性关节炎、痛风结节、痛风性肾病等。

● 尿酸浓度多高属于不正常

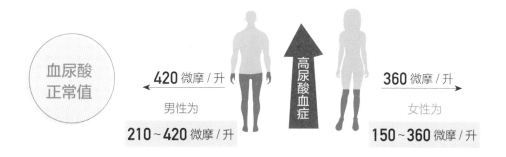

血尿酸正常值

← 420 微摩/升
男性为
210~420 微摩/升

高尿酸血症

360 微摩/升 →
女性为
150~360 微摩/升

正常嘌呤饮食状态下，非同日 2 次空腹血尿酸水平，如果男性高于 420 微摩/升，女性高于 360 微摩/升，即为高尿酸血症。在 37℃、pH 值为 7.4 时，血浆尿酸饱和度（尿酸盐最高溶解度）男性为 420 微摩/升，超过 420 微摩/升则易形成结晶而沉积在身体组织中，就可能会导致痛风。痛风急性发作时血尿酸常常大幅升高，缓解期可恢复正常。

自测：我离痛风有多远

为了能更好地了解自身的健康状况，看看自己是否有患痛风的可能，不妨让我们做个测验。在下列叙述中，选出自己符合的一项。

1 直系亲属患有痛风　　　　　　　　A. 是　B. 否　C. 不确定　（　）

2 曾患有肾结石或尿路结石　　　　　A. 是　B. 否　C. 不确定　（　）

3 对外界刺激敏感　　　　　　　　　A. 是　B. 否　C. 不确定　（　）

4 体检时发现尿酸值增高　　　　　　A. 是　B. 否　C. 不确定　（　）

5 患有高血压　　　　　　　　　　　A. 是　B. 否　C. 不确定　（　）

6 患有糖尿病或者血糖值接近临界值　A. 是　B. 否　C. 不确定　（　）

7 患有动脉硬化　　　　　　　　　　A. 是　B. 否　C. 不确定　（　）

8 大脚趾根部肿胀　　　　　　　　　A. 是　B. 否　C. 不确定　（　）

9 为中老年男性　　　　　　　　　　A. 是　B. 否　C. 不确定　（　）

10 身体肥胖　　　　　　　　　　　A. 是　B. 否　C. 不确定　（　）

11 每周都会做几次剧烈运动　　　　A. 是　B. 否　C. 不确定　（　）

12 不喜欢喝水　　　　　　　　　　A. 是　B. 否　C. 不确定　（　）

13 非常喜欢喝啤酒　　　　　　　　A. 是　B. 否　C. 不确定　（　）

14 喜欢吃动物内脏　　　　　　　　A. 是　B. 否　C. 不确定　（　）

15 喜欢吃烧烤　　　　　　　　　　A. 是　B. 否　C. 不确定　（　）

16 喜欢吃海鲜　　　　　　　　　　A. 是　B. 否　C. 不确定　（　）

17 喜欢吃畜禽肉，特别是肥肉　　　A. 是　B. 否　C. 不确定　（　）

18 不喜欢吃蔬菜　　　　　　　　　A. 是　B. 否　C. 不确定　（　）

注：选A计3分，选B计1分，选C计2分。

总分在30分以下的人处于较健康的状态，总分在30～44分的人可能已经患有高尿酸血症，总分在45～54分的人可能已经患有痛风。

高尿酸血症不容忽视，不痛不痒易被延误

临床上将高尿酸血症分为有症状的高尿酸血症和无症状的高尿酸血症。

前者尿酸水平超过正常值，并且高尿酸血症对患者器官产生了一定损害，其中最常见的就是人们熟悉的痛风。

而无症状的高尿酸血症患者的尿酸水平也超过正常值，但没有或只有少量尿酸盐沉积在关节或软组织里，因此没有痛风性关节炎、痛风石、尿酸结石等表现。事实上，超过 80% 的高尿酸血症患者没有临床表现。

但无论有无症状，其对人体的器官损害程度是一样的，相对来说，无症状的高尿酸血症因为没有症状而不会引起人们的注意，反而更具危险性，就像是沉默的杀手。

家里有人患痛风，自己不一定得痛风，但概率要高于一般人

研究发现，高尿酸血症和痛风呈家族聚发倾向。这可能有两种原因：一是环境因素，因为同一家庭成员的饮食和生活习惯很相近；二是遗传因素，痛风发病与遗传有关。常见的遗传类型有 X 连锁隐性遗传、常染色体隐性遗传和多基因遗传等，其中大多数与复杂的多基因遗传有关。痛风虽有家族聚发的可能，但并不等于说父辈有痛风，后代就一定得痛风。但在一级亲属关系中，若有 2 例痛风患者，那么这个家族中痛风患者的下一代患病概率可达 50%。因此，建议痛风患者的后代在成年后定期检查，提早预防。

● 高尿酸血症患者不可大意

在某种程度下，高尿酸血症患者可以理解为体内尿酸盐的饱和点比一般人群高，在同样高的尿酸浓度下不容易出现尿酸盐结晶的析出。但是，如果这些人血液中的尿酸浓度继续升高，比如在大量进食海鲜后，或在进行剧烈运动时从肌肉里大量排出尿酸，可能就会导致血液中尿酸浓度超过饱和点，形成尿酸盐结晶，发生痛风。

因此，如果检查发现自己尿酸值偏高时，即使没有自觉症状，也应改变生活方式，尽可能降低尿酸水平。特别是超过 30 岁的男性，应定期测定血尿酸值。

尿酸高会"祸害"身体

伤关节

患痛风、蚀骨质。尿酸盐晶体会在患者的某处关节骨质上"钻孔打洞"，如虫吃鼠咬。

伤肾

患肾炎、肾结石。正常情况下，70%左右的尿酸要经肾脏排泄出去，但因排泄障碍，被回收过多，尿酸盐结晶进一步形成泌尿系统结石，对肾造成伤害，最终发展为终末期肾衰竭。

伤肝

加重肝病。尿酸高的人血脂一般都异常，非酒精性脂肪肝患者中，合并高尿酸血症者更容易发生严重肝损伤。

伤心血管

诱发心肌梗死。高尿酸血症若不积极控制、治疗，还会促使或加重动脉硬化，引发心血管疾病。研究显示，痛风患者急性心梗的发病率比正常人高26%。

伤代谢

更容易患代谢性疾病。高尿酸血症常与心血管疾病、肥胖、高血压、血脂异常、糖尿病并发，是代谢综合征的一种临床表现。10%～30%的肥胖患者都伴有高尿酸，而高尿酸血症患者中20%～50%的人都患有糖尿病。

尿酸盐晶体化和沉积，即痛风发作

什么是"尿酸盐结晶"？尿酸盐结晶是由血尿酸的长时间超标，其尿酸钠分子聚集而成。除中枢神经系统外，可在全身各部位沉积。

尿酸盐结晶在关节及其周围组织中的沉积是痛风发作的始动因素，也是痛风的致病因子，它不但会引发天然免疫反应，而且可对局部组织造成直接损伤。

◉ 尿酸盐晶体是如何发展成痛风石的

痛风急性发作时，因为缺少将尿酸盐结晶溶解的酶，所以吞噬了尿酸盐结晶的白细胞没有办法完善地处理尿酸盐结晶，使得自身损坏或是发炎。可是，它们并没有像身体的其他细菌性炎症一样化脓流出体外，而是留在关节内。另外，白细胞在与尿酸盐结晶激战时，会消耗过多能量，于是在患处产生乳酸，提高血液的酸度，使得原本就不容易溶解在酸性液体中的尿酸变得更难溶解，更容易形成结晶沉积。

因此，从这个意义上说，每一次痛风的发作，都是一次新的尿酸盐沉积结晶的过程，而白细胞虽然吞噬了原有的尿酸结晶，但它们仍然存在于关节内，直至形成痛风石。

◉ 痛风越早治疗越容易控制病情

只有尿酸盐结晶溶解掉了，痛风发作的概率才会降低。这可以从两个方面来看。

尿酸盐结晶溶解干净，可以保证降尿酸治疗效果。否则新的结晶溶解会导致尿酸再次升高，出现尿酸忽高忽低的现象，这样对关节的刺激和损伤也比较大。

一方面

溶解尿酸盐结晶可以有效防止它们向痛风石转变。一旦这些结晶不断堆积生成团块，并逐渐纤维化和钙化，变成了坚硬的痛风石，痛风治疗时机拖延越久，溶解尿酸盐沉积和治疗的困难就越大。

另一方面

● 尿酸盐沉积随时间的演变

尿酸盐结晶最初以液相形态存在，随着血尿酸长时间超标，析出尿酸盐越来越多，形成颗粒状的尿酸盐固体，最终沉积成难溶性尿酸盐团块。

首次发作

2~3 个月清除干净

痛风首次发作，痛风部位堆积了少量的尿酸盐结晶，触发免疫系统的应激反应，造成严重的炎症疼痛。这个阶段尿酸盐结晶主要以液相形态存在。

此病程阶段，通过降尿酸达标治疗，通常 **2~3** 个月可将尿酸盐结晶清除干净。

6 个月以上清除干净

痛风发作 2 ~ 3 年，没有进行规范的降尿酸达标治疗，这个阶段析出的尿酸盐结晶越来越多，并且形成颗粒状固体堆积在痛风部位。这个阶段尿酸盐结晶主要以液相和颗粒状固体混合的形态存在。此病程阶段，通过降尿酸达标治疗，通常需要 **6** 个月以上才能逐步溶解清除干净尿酸盐沉积。

发作 2~3 年

12 个月以上清除干净

痛风发作 5 年以上，没有进行规范的降尿酸达标治疗，痛风部位沉积的大量尿酸盐结晶堆积成固态团块，沉积的时间长了，尿酸盐表面逐步纤维化和钙化，形成难以溶解的尿酸盐固体。此病程阶段，通过降尿酸达标治疗，通常需要 **12** 个月以上才能逐步溶解清除干净尿酸盐沉积。

发作 5 年以上

尿酸高但没发展成痛风，还要治吗

2020 年 7 月，《中国高尿酸血症 / 痛风患者实践指南（2020 版）》发布，建议无症状高尿酸血症患者首选非药物治疗，如调整饮食、控制体重等。当血尿酸 ≥ 540 微摩 / 升时，为预防出现糖尿病、高血压、肾损伤和心血管疾病，建议降尿酸药物治疗。

90% 的人通过饮食达标，血尿酸水平可恢复正常

◉ 坚持一份营养早餐，击败高尿酸

经典案例

　　张先生，48 岁，上海某国企员工，工作压力大且日常事务多，节假日经常加班，平时抽烟喝酒。2018 年 8 月 26 日体检查出甘油三酯过高、总胆固醇偏高、低密度脂蛋白胆固醇偏高，尿酸过高（672 微摩 / 升）。

　　因为工作关系，张先生没法做太多干预，但是张先生有个贤良智慧的夫人，她知道如果什么也不做，会很可怕。她用了一年时间为张先生调整饮食，特别是早餐。张先生于 2019 年 8 月 30 日体检时发现：甘油三酯恢复正常，尿酸大幅下降，低密度脂蛋白胆固醇下降。

营养餐处方

以营养早餐举例： 鸡蛋（1 个）、牛奶或酸奶（200 ～ 300 毫升），全麦面包片（50 克），橄榄油拌的蔬果沙拉（200 克）。

营养成分解析： 里面含有优质蛋白质、脂肪、碳水化合物、维生素、矿物质、膳食纤维和水分，七大营养素均衡而完整，且非常有利于消化吸收。

◉ 科学配餐五原则

一日三餐的科学分配要根据生理状况和工作需要决定。如果按食量分配，每个人一天吃 500 克主食的话，早餐、晚餐应各吃 150 克，午餐吃 200 克，即采用 3：4：3 的三餐分配比例。同时做到"早餐要吃好、午餐要吃饱、晚餐要吃少"。

1 确保膳食结构合理，各种食物所含营养素种类齐全、数量充足、比例适当，保持营养平衡。三大营养素蛋白质、脂肪、碳水化合物占总热量的百分比应分别是 10%～15%、20%～30%、50%～65%。

2 一日三餐的热量比例应与工作强度相匹配，避免早餐过少，晚餐过多。热量分配以早餐占全天总热量的 25%～30%、午餐占 40%、晚餐占 30%～35% 较为适宜。

3 蔬果的供给量每人每天需 500～850 克（其中 3/4 为蔬菜、1/4 为水果）。蔬菜中最好有一半是绿叶菜，品种应多样化，不仅包括根、茎、叶、花、果类，还要搭配豆类蔬菜和藻类。

4 保证富含优质蛋白质和脂肪的食物的供给。蛋白质除部分由粮食提供外，总量的 1/3～1/2 必须由大豆及其制品、肉类、蛋类供给。除植物油和食物本身所含的脂肪外，还应搭配部分动物脂肪，即通过适量摄入鱼、肉、蛋、奶类来补充。

5 主食要做到杂与精、干与稀的平衡；副食调配要做到冷热菜搭配、荤素搭配平衡。荤菜方面，既要有猪肉、牛肉或羊肉，又要有鸡肉或鸭肉，还要有鱼肉。

严格饮食尿酸仍持续偏高，需排查可能的"罪魁祸首"

当患者抱怨"控制饮食"无用时，可能需要对下列这些"罪魁祸首"进行逐一排查。

利尿剂和 β 受体阻滞剂

利尿剂

利尿剂中的袢利尿剂和噻嗪类利尿剂是临床中常见的导致血尿酸增高的药物，尤其在心内科，应用十分普遍。

研究发现，患者使用利尿剂治疗几天后，即可监测到血清尿酸的升高，升高程度成剂量依赖性，而通常停用利尿剂后，要几个月尿酸才能恢复到原本水平。

因此，就降压药物的选择，《中国高尿酸血症与痛风诊疗指南（2019）》特别提及，对于高血压合并高尿酸血症或痛风的患者，不推荐单独应用袢利尿剂或噻嗪类利尿剂，在众多降压药物中，血管紧张素 II 受体阻滞剂（ARB）中的氯沙坦和钙通道阻滞剂（CCB）可促进尿酸排泄，可作为优先选择。

β 受体阻滞剂

β 受体阻滞剂（如美托洛尔、普萘洛尔等）能降低心率，是冠心病二级预防药物之一，但使用后可使肾血流量及肾小球的滤过率降低，尤其在与利尿剂联用时，可减少尿酸的排泄量，引起血尿酸增高。

在冠心病或心衰患者中，利尿剂和 β 受体阻滞剂联用十分常见，这个组合会大大增加患高尿酸血症的风险，需提高警惕。

降糖药

二甲双胍

二甲双胍在体内代谢过程中可能产生乳酸堆积，乳酸能抑制肾近曲小管的尿酸分泌，导致尿酸排出减少，引起血尿酸增高，不过发生率很低。

胰岛素

胰岛素可参与体内代谢促进嘌呤合成，增加尿酸的重吸收，从而升高尿酸。胰岛素抵抗及高胰岛素血症可增加患高尿酸血症的风险。

免疫抑制剂

免疫抑制剂（如环孢素、他克莫司）主要用于器官移植、自身免疫病等，此类药物与高尿酸血症有关。

环孢素

环孢素是一种强效的免疫抑制剂，作用于淋巴细胞。环孢素可通过与肾小管细胞胞浆中的钙结合蛋白结合，诱导肾皮质线粒体的脂质过氧化，降低细胞钠钾ATP酶的活性，直接产生肾毒性，使肾组织损伤，影响血尿酸的分泌和排泄。

他克莫司

此类药物是从链霉菌属中分离的发酵产物，为一种强力的新型免疫抑制剂。其可引起剂量依赖性的入球小动脉收缩，导致高危患者发生血尿酸增高和肾损伤。

含乙醇的药物

乙醇对尿酸的产生和消除两方面都有影响。

乙醇的高热量可诱导肥胖，啤酒中的鸟嘌呤在肠道细菌的作用下可直接生成尿酸。此外，过多饮酒加速ATP（三磷酸腺苷）在肝脏的水解，ATP经水解酶的作用形成AMP（一磷酸腺苷），AMP经脱氨酶的作用形成次黄嘌呤核苷酸，再转化为次黄嘌呤、黄嘌呤，最终代谢生成尿酸。

并且，乙醇可诱发糖异生障碍，导致血清中酮体和乳酸堆积，二者均可竞争性抑制尿酸排泄。乙醇还可能引起机体脱水，进一步加重血尿酸浓度的升高。

总之，对于高尿酸血症和痛风患者来说，应尽可能避免乙醇的摄入。

果糖

果糖是一种单糖，与葡萄糖是同分异构体。果糖代谢途径中关键酶果糖激酶无负性反馈调节的抑制，进入细胞内的所有果糖将迅速被磷酸化，导致细胞内磷酸化减弱和ATP耗竭，使AMP增多，ATP耗竭将增加嘌呤代谢酶的活性，加速核苷酸的合成，导致尿酸升高。此外，果糖还会促进尿酸的再吸收。

因此，在针对高尿酸血症或痛风患者的日常饮食管理中，患者应尽量减少果糖的摄入。

不能凭借感觉来治病，科学使用降尿酸药

老李是一位50岁的患者，痛风10年，痛风石8年，血尿酸维持在700微摩/升上下；血肌酐升高、慢性肾衰竭、肾性高血压3年；2周前因为高血压导致脑出血，经神经科治疗病情稳定后转入肾内科。

进一步检查发现，其血尿酸700微摩/升，血肌酐394微摩/升，估算肾小球滤过率23.47毫升/分，已经是重度肾衰竭了；同时还有代谢性酸中毒、高钾血症、肾性贫血、肾性骨病等并发症，而且多发肾结石、肾积水。更让人想不到的是，这10年时间，他只用过3个月的小苏打片，用过几天的降尿酸药苯溴马隆，其他时间没有任何治疗行为，因为他担心降尿酸药会伤肾。

一旦发现尿酸值升高，一定要及时降尿酸。药物对人体的伤害远远低于持续的尿酸高对骨关节和肾脏的侵害。

● 无症状高尿酸血症患者起始降尿酸药物治疗的时机及控制目标

建议无症状高尿酸血症患者出现下列情况时起始降尿酸药物治疗：血尿酸水平 ≥ 540 微摩/升或血尿酸水平 ≥ 480 微摩/升且有下列合并症之一：高血压、脂代谢异常、糖尿病、肥胖、脑卒中、冠心病、心功能不全、尿酸性肾石病、肾功能损害。无合并症者，建议血尿酸控制在 < 420 微摩/升；伴合并症时，建议控制在 < 360 微摩/升。

● 痛风患者起始降尿酸药物治疗的时机及控制目标

痛风患者，建议血尿酸 ≥ 480 微摩/升时，开始降尿酸药物治疗；血尿酸 ≥ 420 微摩/升且合并下列任何情况之一时起始降尿酸药物治疗：痛风发作次数 ≥ 2 次/年、痛风石、慢性痛风性关节炎、肾结石、慢性肾脏疾病、高血压、糖尿病、血脂异常、脑卒中、缺血性心脏病、心力衰竭和发病年龄 < 40 岁；建议痛风急性发作完全缓解后 2 ～ 4 周开始降尿酸药物治疗；正在服用降尿酸药物的痛风急性发作患者，不建议停用降尿酸药物。建议痛风患者控制血尿酸 < 360 微摩/升，合并上述情况之一时，控制血尿酸水平 < 300 微摩/升；不建议将血尿酸长期控制在 < 180 微摩/升。

注：引自《中国高尿酸血症与痛风诊疗指南（2019）》。

● 除了科学用药，痛风患者还要做好这 5 点

1 ——
根据病情来治疗

患者要根据自己的病情选择适宜的降尿酸治疗方案，因为患者不同时期需要的治疗方法不同，如果是在比较稳定的时期，就可以通过转变生活方式来进行调节。

2 ——
观察代谢功能

患者想要降尿酸的时候，还要注意自己的代谢功能是否正常（汗液或尿液的排出量）。因为尿酸浓度过高，长时间给肾脏带来负担，有可能导致肾功能异常，如果此时肾脏已经出现问题，可能会影响尿酸排泄。

3 ——
评估关节损伤程度

降尿酸的同时，患者还需要评估自己的关节损伤程度，因为尿酸过多往往会导致关节发炎，引起局部骨骼和肌肉韧带的损伤。如果关节损伤比较严重，就说明局部的尿酸盐结晶堆积过多，这时只有逐渐降尿酸，才能避免关节进一步受损。

4 ——
减肥

尿酸高通常会影响到正常的代谢功能，所以在发展到一定程度的时候，基本上患者都会存在肥胖问题，因此想要控制尿酸还需要减肥，以恢复正常的代谢功能，帮助身体调节基础代谢率。

5 ——
留意是否形成痛风石

患者想要降尿酸的时候，还需要注意痛风石是否已经形成了，因为在降尿酸的时候会导致一部分尿酸盐结晶溶解，而痛风石是尿酸盐结晶堆积的产物，贸然进行降尿酸治疗，可能导致局部关节尿酸浓度增高，引起关节损伤。

第二章

得了痛风，
就是一辈子吗

确诊痛风不要怕，
马上行动有助于逆转

确诊痛风的"金标准"有哪些

关于痛风的诊断国内尚无统一的标准。一般参考采用 1997 年美国风湿病学会的分类标准：（1）滑囊液中查见特异性尿酸盐结晶。（2）痛风石经化学方法或偏振光显微镜检查，证实含有尿酸钠结晶。美国风湿病学会制订的痛风诊断标准，尤其强调在滑囊液和痛风石中找到尿酸盐结晶，可将此作为诊断痛风的"金标准"。但当取材困难或条件有限时，以下 12 条临床特征中具备 6 条，也能确定痛风的诊断。

确定痛风的诊断

1 1 次以上急性关节炎发作。
2 炎症表现在一天内达到高峰。
3 单关节炎发作。
4 患病关节皮肤呈暗红色。
5 第一跖趾关节疼痛或肿胀。
6 单侧发作累及第一跖趾关节。
7 单侧发作累及跗骨关节。
8 可疑的痛风石。
9 高尿酸血症。
10 X 射线摄片显示关节非对称性肿胀。
11 X 射线摄片显示骨皮质下囊肿不伴骨质侵蚀。
12 关节炎症发作期间，关节液微生物培养阴性。

一般而言，痛风急性发作根据典型临床表现、实验室检查和治疗反应不难做出诊断。然而，慢性痛风性关节炎的诊断需要认真进行鉴别，并应尽可能取得尿酸盐结晶作为依据。

痛风诊断金标准还是关节腔内发现尿酸盐结晶。那临床标准是什么呢？2015 年，美国风湿病学会和欧洲抗风湿联盟联合推出了一个"8 分"诊断标准，评分到了 8 分就可以诊断痛风，简单实用。

2015 年美国风湿病学会和欧洲抗风湿联盟"8 分"诊断标准

第一步

患者至少发作过一次，双手或双脚的外周关节 / 滑囊肿胀、疼痛或压痛。

说明：满足这一条，才能进入第二步。不满足，还不能考虑是痛风的问题，需要考虑是否为其他关节炎。

第二步

患者在外周关节或者滑囊中是否发现尿酸盐结晶或者典型的痛风石。

说明：如果有，符合金标准，可以直接诊断痛风，不需要再算 8 分了；如果没有，就进行第三步。

第三步

结合临床症状、实验室检查计算得分。

说明：

> 8 分，诊断痛风；

< 8 分，结合临床，进一步判断。

临床指标　　　　　　　　　　　　　　　　　　　　　**评分**

1 关节疼痛发作时累及关节 / 滑囊

1 累及第一跖趾关节		2 分
2 累及踝关节及足中关节		1 分
★ 关节疼痛特点（每符合 1 条得 1 分）		
1 受累关节皮肤表面发红		1 分
2 受累关节不能忍受触摸或压力		1 分
3 行走困难或关节存在明显活动障碍		1 分

临床指标	评分

2 痛风发作时间

1	1次典型发作	1分
2	反复典型发作（2次以上典型发作）	2分

1次典型发作，符合下面3点中的2点，且与抗炎止痛效果无关：

（1）疼痛达峰时间＜24小时

（2）疼痛缓解时间＜14天

（3）发作间期疼痛完全缓解

★ 典型部位发现痛风石

发现痛风石	4分
未发现痛风石	0分

典型痛风石： 典型部位（耳郭、尺骨鹰嘴滑囊、指腹、肌腱）发现位于皮肤下粉笔屑样皮下结节，覆盖有血管

3 血清尿酸值

1	＜240微摩/升	-4分
2	360~480微摩/升	2分
3	480~600微摩/升	3分
4	≥600微摩/升	4分

血清尿酸检测，应在未服用降尿酸药物时测定，且在急性发作4周后。如果可能，要重复测定。记录最高的尿酸值进行评估

★ 有症状的关节内滑液未发现尿酸盐结晶 -2分

4 影像学特点

在曾经疼痛的关节/滑囊，超声发现双轨征，双能CT见到尿酸盐沉积	4分
X射线显示手或足至少一处有骨侵蚀。侵蚀的定义：骨皮质破坏并伴有边缘硬化及突出	4分

总分≥8分，诊断痛风；总分＜8分，临床进一步分析判断。

虽然有了诊断标准，但是真正的诊断需要在专科医生指导下进行。即使诊断了痛风，用药也是有个体化差异的，切记不可自己给自己下诊断。

痛风症状轻重分级

	症状	轻（+）	中（++）	重（+++）
急性关节炎期	关节症状	疼痛较重，累及第一跖趾关节或拇指关节，间歇期在半年以上	疼痛重，主要累及第一跖趾关节，间歇期在半年以内	疼痛剧烈，难以忍受，发作间歇期短，甚至1周内可发作数次，可累及多个关节
	全身症状	发热（体温37.5℃以下），周身乏力，头痛较轻，食欲差	发热（体温37.5～38.0℃），周身不适，食欲不振，头痛较轻	发热（体温>38.0℃），寒战，周身疼痛，厌食疲倦，头痛较重
	肿胀及活动受限	关节肿胀，皮色红，关节活动受限，疼痛较重	关节显著肿胀，皮色发红，触痛较重，活动明显受限	关节高度肿胀，皮色暗红，皮温高，触痛极明显，大关节有渗液，活动严重受限
慢性关节炎期	痛风石	手足部位的痛风石直径在1厘米以下，皮肤紧张	痛风石上的皮肤紧张，变薄，足趾痛风石直径为1.5厘米左右	在耳郭、跖趾关节及其他部位有痛风石，皮肤紧张显薄，痛风石直径在1.5厘米以上，形成溃疡，流出白粒样或糊状物质
	关节畸形	指、趾关节肥大变形、僵硬，无活动功能受限；伴有1~2个大关节变形，活动受限	腕、肘、膝、踝关节肥大、畸形，活动功能明显受限，周围组织明显萎缩	腕、肘、膝、踝等大关节显著肥大、变形、强直，脊柱、胸锁关节及肋骨受累，运动功能基本消失
	并发症	腰痛较明显，血尿少，伴有高血压、肥胖、冠心病、动脉硬化、糖尿病中的1项	腰痛较重，有血尿且伴有高血压、肥胖、冠心病、动脉硬化、糖尿病中的2~3项	肾结石，出现腰痛血尿甚至尿闭，伴有高血压、肥胖、冠心病、动脉硬化、糖尿病中的3~5项

查致病因素，制订行之有效的干预计划

高尿酸血症和痛风是同一疾病的不同状态，所以当确诊高尿酸血症，要查找到致病因素，有针对性地进行干预，才能有效控制病情。

◉ 查高尿酸血症生理功能失衡矩阵

两个核心问题、五个引起疾病的环境因素、七个生理失衡。

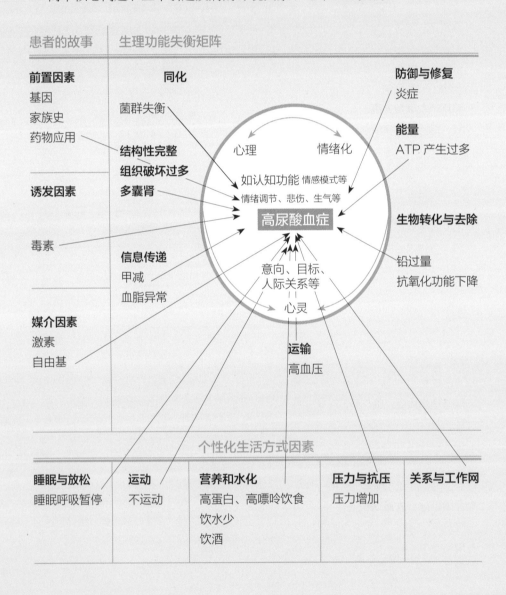

干预居高不下的尿酸值，关闭痛风之门

- 还原尿酸代谢的正常生理路径——即去除可能的诱因，减少尿酸生成，加速尿酸排出

去除病因

- 患慢性疾病如"三高"和睡眠呼吸暂停综合征等，把指标控制在理想范围
- 在医生指导下减少使用诱发高尿酸血症的药物，如利尿剂、糖皮质激素、胰岛素
- 停用诱发尿酸升高的营养补充剂，如甘氨酸、烟酸、谷氨酰胺

饮食

- 阻断敏感食物，如酒、蜂蜜等
- 限制食物嘌呤摄取量：禁食高蛋白、高嘌呤食物，如海鲜、动物内脏、甜食等
- 鼓励选择原生态无加工类食物，如绿叶蔬菜、土豆、奶类等

生活形态

- 保持理想体重：临床观察表明，肥胖者体重降低后，血清尿酸水平降低，尿排出减少，痛风发作减轻。控制体重要循序渐进，快速限制饮食减重会使机体产生过量自由基，导致尿酸增加
- 保障排尿：大量饮水，应维持尿量 2000 毫升 / 天左右，以促进尿酸排泄
- 规律运动：每天保证 5000~6000 步的慢走

功能性营养素干预

- 修复肠道微环境，调整肠道菌群，补充益生菌和益生元，促进肠道内尿酸的分解代谢，减少尿酸的吸收
- 支持肝脏代谢功能：降低体内胆固醇含量
- 适量补充营养素：

1 复合 B 族维生素：10 毫克 / 天，维持身体各种酶系统，平衡肾上腺功能，减轻压力

2 叶酸：400 微克 / 天，抑制黄嘌呤氧化酶

3 钙：1000 毫克 / 天，镁：330 毫克 / 天，减轻疼痛，辅助睡眠

4 锌：7.5~12.5 毫克 / 天，超氧化物歧化酶的组成部分，抑制自由基形成，促进组织修复

5 维生素 E：14 毫克 α - 生育酚当量 / 天，抗氧化剂，防止细胞被自由基损伤，促进血液循环

缓解压力及毒素

- 避免过度劳累、紧张、抑郁、压力等
- 避免外源性毒素

分期管理，逐步逆转才有望

分期管理是正确有效控制高尿酸血症的一个重要原则。高尿酸分期主要分为四个阶段。

● 无症状高尿酸血症期

危害 / 风险

痛风、高尿酸血症肾病、高血压、糖尿病、冠心病等疾病的患病风险大幅升高。

病程预后

该阶段血尿酸持续在 420～540 微摩 / 升，发展成"痛风初期"的概率为 3%～5%；血尿酸持续 >540 微摩 / 升，发展成"痛风初期"的概率为 15%～20%。

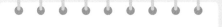

健康生活小贴士

☑ 控饮食： 保持饮食结构的合理均衡，限制海鲜、动物内脏等高嘌呤食物的过多摄入，少喝酒和富含果糖的饮料。

☑ 勤运动： 养成经常运动的习惯，如跑步、游泳、骑车、户外徒步等。适量运动可促进人体血液循环和新陈代谢。

☑ 多喝水： 养成多喝水的习惯，建议每天饮水量不少于 2000 毫升（8~10 杯）。

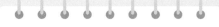

诊疗康复小贴士

常规检查（必查）： 血常规、肾功能（含血清尿酸检测）、肝功能、血糖血脂检查、尿常规、泌尿系统彩超（B 超）。

细致检查（选查）： 24 小时尿尿酸检查、心脑血管系统疾病风险筛查、痛风易感基因检测。

降尿酸药物用药： 建议根据个体差异和对药物的依从性（包括是否有其他基础病及对药物的耐受性等因素）在医生专业指导下选用降尿酸药物。

● 痛风初期

危害 / 风险

体内析出尿酸盐结晶，痛风发作次数逐年增多，骨关节表面破坏，损害肾脏。

病程预后

坚持 6 个月以上的规范达标治疗，恢复成"无症状高尿酸血症期"的概率约为 70%；连续 3 年血尿酸持续 > 480 微摩 / 升，发展成"痛风中期"的概率约为 85%。

健康生活小贴士

☑ **控饮食**：多吃蔬果、蛋奶、谷薯类低嘌呤食物，控制海鲜、动物内脏、浓汤等高嘌呤食物的摄入，每天摄入的嘌呤不得超过 200 毫克；少喝酒或不喝酒，每天酒精的摄入量不得超过 25 克。

☑ **勤运动**：坚持规律运动，选择中、低强度的有氧运动（如跑步、游泳、骑车等），建议保证每周运动累计时间不少于 150 分钟。

☑ **多喝水**：坚持每天多喝水，确保每天饮水量达到 2000 ～ 3000 毫升（10 ～ 15 杯）。

诊疗康复小贴士

常规检查（必查）：血常规、肾功能（含血清尿酸检测）、肝功能、血糖血脂检查、尿常规（含尿液 pH 值检测）、泌尿系统彩超（B 超）。

细致检查（选查）：24 小时尿尿酸检查、心脑血管系统疾病筛查、关节液化验（检查有无尿酸盐结晶）。

降尿酸药物用药：需每天坚持服用，常用降尿酸药物有非布司他、别嘌醇等。

消炎止痛药物用药：在痛风发作的 10 小时内及时服用效果最佳，在医生指导下选用非甾体抗炎药，通常用药 3 天左右即可止痛停药，常用药物还有秋水仙碱和糖皮质激素。

◉ 痛风中期

危害 / 风险

体内沉积痛风石，频繁发作的难治性痛风，骨头坏死，关节肿大，容易诱发痛风性肾病、心脑血管系统疾病。

病程预后

坚持 6 个月以上的规范达标治疗，恢复成"痛风初期"的概率约为 60%；连续 3 年血尿酸持续 >480 微摩 / 升，发展成"痛风晚期"的概率约为 30%。

健康生活小贴士

☑ **控饮食**：每天以蔬果、蛋奶、谷薯类低嘌呤食物为主，严格控制海鲜、动物内脏、浓汤等高嘌呤食物的摄入，每天摄入的嘌呤不得超过 150 毫克，建议戒酒。

☑ **勤运动**：坚持规律的适量运动，避免剧烈运动，选择中、低强度的有氧运动（如跑步、游泳、骑车等），建议每天运动时间不少于 30 分钟。

☑ **多喝水**：每天按时规律喝水，多喝碱性矿泉水，建议保证每天饮水量达到 2000~3000 毫升（10~15 杯）。注意：如果该阶段患者伴有其他肾脏疾病，每天饮水量在 1500 毫升左右（5~7 杯）为宜，避免过多喝水加重肾脏的排泄负担，应在医生指导下制订喝水计划。

诊疗康复小贴士

常规检查（必查）：血常规、肾功能（含血清尿酸检测）、肝功能、血糖血脂检查、尿常规（含尿液 pH 值检测）、泌尿系统彩超（B 超）、X 射线检查（检查痛风石结节和骨质破坏）。

细致检查（选查）：24 小时尿尿酸检查、心脑血管系统疾病筛查、关节液化验（检查有无尿酸盐结晶）、肌骨超声（检查痛风石）、双能 CT 检查（查看体内尿酸盐的沉积情况）。

降尿酸药物用药：需每天坚持服用，常用降尿酸药物有非布司他、别嘌醇等。

消炎止痛药物用药：建议根据不同体质对药物的不同应激反应在医生指导下选用消炎止痛药。

◉ 痛风晚期

危害 / 风险

痛风石结节溃烂，关节畸形致残，出现痛风性肾病、肾衰竭、冠心病、脑卒中等危及生命安全的严重性并发症。

病程预后

连续 3 年血尿酸持续 >480 微摩 / 升，诱发危及生命安全的并发症的概率约为 30%。

就医小贴士

医院选择： 优先选择当地的大型三甲医院，大型三甲医院的痛风诊疗体系相对更加健全和规范。

科室选择： 优先挂风湿免疫科，对于病情严重的患者，可能需要同时挂内分泌科、肾内科、心脑血管科等多个科室，针对痛风的多种并发症开展联合治疗，如痛风石严重者，还需骨科协助开展痛风石切除手术。

预后康复： 必须严格执行医生制订的各项指标要求，长期坚持降尿酸达标的自我管理。

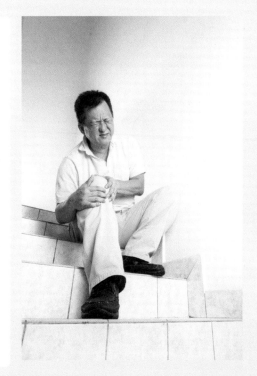

每天进步一点点，不让尿酸步步高

体脂超标的人体内往往伴有胰岛素抵抗。胰岛素抵抗可引起高胰岛素血症，进而可诱发低排泄型高尿酸血症。此外，内脏脂肪的堆积也会加重高尿酸血症。肥胖与高尿酸血症之间有着密不可分的关联，因此要坚持减脂增肌，每天进步一点点，提升基础代谢，排出更多尿酸。

● 测一测体脂率是否超标

体脂率是指人体脂肪重量占人体总重量的比例，也称为体脂百分数，它反映了人体中脂肪的含量。例如，你体重 70 千克，体脂率为 20%，这意味着你的身体有 14 千克脂肪和 56 千克非脂肪成分（骨骼、肌肉、器官组织、血液等）。测量体脂率的最佳时间是早晨。

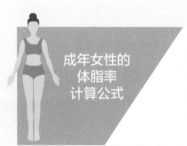

成年女性的体脂率计算公式

参数 a= 腰围（厘米）×0.74
参数 b= 体重（千克）×0.082+34.89
体脂肪重量（千克）= a － b
体脂率 =（身体脂肪总重量 ÷ 体重）×100%

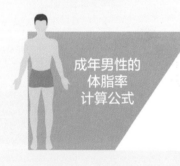

成年男性的体脂率计算公式

参数 a= 腰围（厘米）×0.74
参数 b= 体重（千克）×0.082+44.74
体脂肪重量（千克）= a － b
体脂率 =（身体脂肪总重量 ÷ 体重）×100%

成年人的体脂率正常范围是女性 20% ～ 25%，男性 15% ～ 18%，若体脂率过高，体重超过正常值的 20% 以上就可视为肥胖。运动员的体脂率可随运动项目而定，一般男运动员为 7% ～ 15%，女运动员为 12% ～ 25%。

除了体脂率（BFR）外，还有两个数据——体质指数（BMI）和腰臀比（WHR），它们可以用作衡量是否肥胖的参考指标。

◉ 体质指数

体质指数可用来衡量一个人是否超重或过轻，其计算方式如下。

$$BMI = 体重（千克）÷ 身高的平方（米^2）$$

例如：对于一个身高178厘米，体重70千克的人，BMI = 70 ÷（1.78 × 1.78）≈ 22.1。

如果 BMI < 18.5，为体重过低；如果 18.5 ≤ BMI < 24.0，为体重正常；如果 24.0 ≤ BMI < 28.0，为超重；如果 BMI ≥ 28.0，为肥胖。

◉ 腰臀比

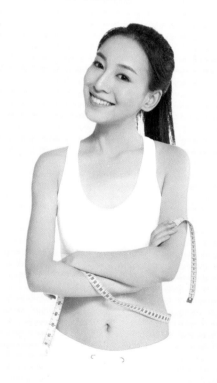

腰臀比，即人体腰围与臀围的比值。站立姿势，腹部自然放松。测量腰部最细的部分，然后测量臀部最粗的部分。将所测腰围除以所测臀围，便可获得腰臀比。

男性腰臀比大于 0.9，女性腰臀比大于 0.85 就属于肥胖。

● 三招教你减掉多余体脂

追求健康的体脂率，比追求体重数更有意义。研究发现，行为改变或生活方式干预是减肥计划的重要组成部分，也就是说，养成良好的生活习惯，有助于减少脂肪、增加肌肉，塑造"表里如一"的健康好身材。

第 1 招
提高食物的营养密度

营养密度高的食物，即同等重量下，营养更丰富、热量更低的食物，如粗粮、薯类、蔬菜。每天适量摄入能在有限的热量份额中摄入更多的营养。

第 2 招
改变饮食模式

减肥期间，可改变平时的饮食模式，改用高蛋白膳食模式（瘦肉、蛋、去皮禽肉、低脂鱼）或轻断食膳食模式。

第 3 招
适当运动，双管齐下

痛风患者合理分配体力，既可起到锻炼身体的效果，又能防止过度肥胖和尿酸过高。饮食一定要配合运动，才能双管齐下，控制体脂的同时把尿酸水平控制在安全范围内。

除了痛风急性发作期不宜运动外，缓解期要选择中低强度、有节奏和持续时间长的有氧运动，如散步、快步走、骑自行车、做有氧体操等；最好每周进行 3 ～ 5 次运动，每次运动 30 ～ 50 分钟。

努力突破瓶颈，尿酸值就能控制在理想水平

老张是一位痛风患者，十分喜欢喝酒。每次复诊，医生都会嘱咐他别喝酒，可是没办法，他就是管不住嘴，三天两头就往医院跑，终于有一天，他被直接送到了急救室。

原来老张那天除了喝酒之外，还吃海鲜当下酒菜，当天晚上大脚趾就开始疼了，一开始他还以为是痛风发作，就没有在意，结果第二天早上就不省人事，家人赶紧把他送到了医院。一检查，发现他的尿酸值竟达到了 815 微摩 / 升，尿酸水平远远超过正常值，肾功能也急剧下降，还患有高钾血症，在 ICU 尽力抢救后，现在靠透析为生。

有人问：痛风关肾什么事呢？为什么老张尿酸高，肾功能也受影响呢？

原因如下：1. 尿酸水平太高，会使尿酸盐增多，引起肾小球炎症。2. 大量的尿酸进入肾小管中，会使肾小管发生堵塞，造成肾积水，严重时就会出现肾衰竭。老张本身就是痛风患者，不仅不忌口，反而胡吃海喝，导致体内尿酸长期过高，久而久之，就出现这样的后果。

那么尿酸高一定会得痛风吗？得痛风的人尿酸一定高吗？

研究表明，5% ～ 18.8% 的高尿酸血症会发展成痛风，1% 的痛风患者血尿酸始终不高，1/3 的痛风患者急性发作时血尿酸不高。所以尿酸高不一定就会得痛风，痛风发作时血尿酸也不一定是升高的。

◉ 尿酸值降到什么程度为好

降尿酸可不是那么简单的事，尿酸的控制要结合自身的身体情况而定，例如有没有痛风石、是否合并肾脏损害等，不同情况的尿酸控制标准是不一样的。

针对如上具体临床问题，结合高尿酸血症、痛风指南进行总结，归纳出"56789（毫克 / 分升）"口诀，以方便高尿酸血症、痛风患者理解和熟记，详述如下。（1 毫克 / 分升 ≈ 60 微摩 / 升）

最终治疗目标、初级治疗目标、有心血管危险因素开始治疗、所有对象开始治疗。

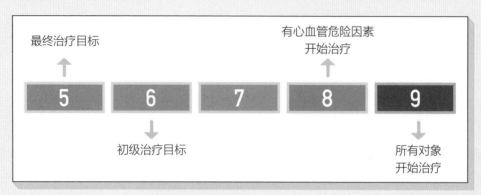

5

5 毫克 / 分升：
痛风石、肾病

有痛风石的痛风患者，建议把血尿酸降到 5 毫克 / 分升（即 300 微摩 / 升）以下。

合并痛风肾脏损害的患者也应以 300 微摩 / 升为最终降尿酸治疗目标值，因为降低血尿酸、控制好痛风可减少尿酸盐结晶沉积肾脏。

6

6 毫克 / 分升：
无痛风石

没有痛风石的痛风患者，建议把血尿酸降到 6 毫克 / 分升（即 360 微摩 / 升）以下，这样可以促使已经存在或可能存在的尿酸盐结晶溶解。

7

7 毫克 / 分升：
高尿酸血症

在正常饮食情况下，非同一天两次监测，不分性别、年龄，血尿酸值 > 420 微摩 / 升即为高尿酸血症。

8

8 毫克 / 分升：
心脑血管疾病

大量证据表明高尿酸血症已成为心脑血管疾病的独立危险因素。高尿酸血症合并心脑血管疾病者，如果血尿酸超过 8 毫克 / 分升（即 480 微摩 / 升），除了饮食控制外，还需要降尿酸药物干预治疗。

9

9 毫克 / 分升：
必须药物干预

尿酸达到 9 毫克 / 分升（即 540 微摩 / 升）的高尿酸血症患者，无论是否存在心脑血管疾病，都必须进行药物干预，因为此时诱发高血压、心脏病、血管硬化、糖尿病、肾结石甚至脑卒中的风险大大增加。

筑牢防守堤坝，尿酸值不反弹

痛风患者可能都有这种感受，常常一停用降尿酸药物，尿酸就容易反弹，甚至还会导致痛风急性发作。万般无奈，唯有再次服药，接着一停药尿酸又反弹，于是认为"痛风无法停药"。那么，为什么会出现这种现象？痛风到底能否被彻底治愈？

痛风能否完全治愈，直至最终停药

1 痛风本质上是一种代谢性疾病。急性痛风性关节炎是它最典型的临床表现。
2 高尿酸血症是痛风重要的生化基础。
3 自然免疫系统的被激活（吞噬尿酸盐结晶）则是高尿酸血症发展为痛风的必要条件。而这二者都只能减轻，无法彻底根除。

从尿酸升高和降尿酸药物作用的机制来看，目前的降尿酸药物只是对症治疗，都是作用于尿酸升高机制的下游，并没有从根本上解决尿酸升高的原因。也就是说，尽管使用了降尿酸药物，但引起高尿酸血症的原因并没有根除。因此，使用降尿酸药物使血尿酸达标后停用药物，血尿酸会再次升高。从这个意义上说，目前的医疗条件下，高尿酸血症和痛风只能控制，不能治愈。

● 停药不当，易导致血尿酸反弹

很多痛风患者经治疗后血尿酸反弹升高的主要原因是停药不当。

高尿酸血症患者的尿酸代谢问题有多种，导致尿酸反弹的机制也不尽相同。

尿酸排泄不良型　对于这类患者来说，使用降尿酸药物后，血清尿酸浓度降低，引起组织中沉积的尿酸盐溶解。此时如果擅自停止服用促进尿酸排泄的药物，已经溶解的尿酸盐结晶则会停留在体内，被吸收入血，造成血清尿酸值不降反升，便出现反弹现象。这也是我们常说的"溶晶反应"。

尿酸生成 过多型	此类患者一般是由于体内缺少嘌呤代谢酶而导致尿酸代谢紊乱。这种紊乱造成的直接后果就是体内尿酸生成增加，如果不持续服用降尿酸药物，体内的尿酸会再次升高。

混合型	尿酸排泄没问题，但清除率偏低，如果不持续服药降尿酸，则导致尿酸过多，尿酸水平升高。

应当根据血尿酸水平来调整降尿酸药物的用量和时间，是否停药因人而异，千万不可擅自停药，但可酌情减药。

如果血尿酸达标已有一段时间，在医生指导下，可逐渐减少药物用量，同时还要注意改善生活方式、随时监测血尿酸，一旦血尿酸无法维持达标状态就要再次加大药量。

痛风急性发作时止痛药的使用一般在一周左右，如果服药一周后疼痛好转，可以在医生指导下减少止痛药剂量或者停用止痛药，如果未得到缓解，应及时就诊。

⦾ 遵医嘱停药后，避免熬夜、喝酒、吃甜食

熬夜	喝酒	吃甜食
熬夜容易疲劳伤肾，人到中年，常年做伤肾的事，排泄能力自然大大下降，即使过后补觉，也挽救不了受伤的肾。	虽然有人吃素不吃肉，但是饮酒多。饮酒容易引发尿酸升高，因为酒精在人体代谢为乙酸，乙酸"霸占"了原来尿酸排泄的渠道，与尿酸竞争代谢，导致血液中的尿酸值升高。尿酸高的人任何酒都不要喝。	大多数甜食富含果糖。而果糖可以在体内代谢产生尿酸合成旁路途径的底物单磷酸腺苷（AMP），促进尿酸合成增加。果糖不仅促进肝脏产生更多的尿酸，还会抑制肾脏排出尿酸。

6 个月成功战胜痛风实例分享

39 岁外企翻译 6 个月逆转痛风案例

提起高尿酸血症,很多人会想起痛风,还常常会觉得它多发于中老年男性。殊不知,近年来,无症状的高尿酸血症也常见于女性患者。

经典案例

近日,一位 39 岁的雷女士(化名)在体检中查出尿酸高达 456 微摩 / 升,由于长期饮食不规律,还经常熬夜,不健康的生活习惯让身高 161 厘米的她不仅有了"水桶腰",还让她的基础代谢年龄到了 54 岁。

因为从未出现过痛风症状,雷女士对自己患上高尿酸血症感到惊讶。意识到尿酸高对身体的潜在危害后,她去临床营养科就诊,开启了健康干预之路。

通过临床营养科的饮食指导和健康干预,雷女士不仅尿酸降下来了,体重减轻了近 17 千克,"水桶腰"也不见了。

健康干预前后,雷女士身体的相关数据如下。

项目	减重时	减重后	参考指数	改善情况
体重(千克)	73.6	56.7	47.95~54.54	下降 16.9 千克
腰围(厘米)	99	78	≤ 80	减少 21 厘米
臀围(厘米)	105	90	≤ 90	减少 15 厘米
尿酸(微摩 / 升)	456	289	155~357	恢复正常
体脂肪量(千克)	30.2	19.1	9.99~20.16	下降 11.1 千克
内脏脂肪指数	10	5	< 10	恢复正常
BMI	28.4	21.9	18.5~23.9	恢复正常

仔细分析雷女士的身体数据后，营养科为她制订了个性化的饮食营养处方和体重管理方案。经过两个多月的健康干预，尿酸值终于恢复到 289 微摩 / 升的正常水平，体重也从 73.6 千克下降到 56.7 千克，减重和降尿酸均初见成效。

第1步　确定每天总热量摄入量

根据劳动强度分级，行政人员大多为轻体力劳动者。一般肥胖者每天总热量推荐摄入量为每天每千克体重 20 千卡 × 理想体重（千克）。其中，理想体重的计算公式为：身高（厘米）－ 105。雷女士每天总热量推荐摄入量为 20 ×（161-105）千克 =1120 千卡 / 天。

第2步　确定蛋白质摄入量

蛋白质推荐摄入量为每天每千克理想体重 1.2 ~ 1.5 克或供能比为 10% ~ 15%。为增强减重效果，可食用大豆及其制品。雷女士每天蛋白质推荐摄入量为 56 ×（1.2 ~ 1.5 克）≈ 67 ~ 84 克。因单纯性肥胖以及高甘油三酯血症，可适当提高蛋白质供能比，建议每天蛋白质摄入量以 84 克为宜。

第3步　确定脂肪摄入量

脂肪的供能比为 20% ~ 30%。为了操作可行性，雷女士的脂肪供能比常为 25%，则脂肪每天推荐摄入量为 1120 千卡 × 25% ÷ 9 千卡 / 克（每克脂肪提供 9 千卡热量）≈ 31 克。

第4步　确定碳水化合物摄入量

碳水化合物摄入量即每天总热量减去蛋白质和脂肪所提供的热量。雷女士每天碳水化合物供给量 =[1120-（84 × 4 ＋ 31 × 9）]/4=505/4 ≈ 126 克。（注：每克蛋白质提供 4 千卡热量，每克脂肪提供 9 千卡热量）。为了计算方便，建议每天碳水化合物摄入量为 130 克。需要提醒的是，碳水化合物建议以淀粉类复合碳水化合物为主，严格限制添加糖摄入（宜 ≤ 25 克），少喝含糖饮料。含糖饮料指含糖量在 5% 以上的饮品，大多数饮品含糖量为 8% ~ 11%，甚至高达 13% 以上，即 500 毫升含糖饮料含糖量多在 40 ~ 60 克。少喝含糖饮料的办法为不断减少或者饮茶等替代。

第5步　将上述数值换算成每日食物具体重量及餐次安排

根据上述内容，雷女士的限热量平衡膳食每日食谱可做如下安排（以生重计）。

早餐　玉米（鲜）50 克 + 番茄 50 克 + 水煮鸡蛋 50 克 + 脱脂牛奶 250 毫升

午餐　红薯饭（大米 50 克、红薯 100 克）+ 清炒胡萝卜黄瓜（胡萝卜 75 克、黄瓜 75 克、食用油 3 克、盐 1 克）+ 清炒小白菜（小白菜 150 克、食用油 2 克、盐 1 克）

加餐　苹果 200 克 + 腰果 20 克

晚餐　土豆饭（大米 50 克、土豆 100 克）+ 清蒸多宝鱼（多宝鱼 40 克、食用油 5 克、盐 1 克）+ 嫩豆腐汤（南豆腐 20 克、食用油 3 克、盐 1 克）+ 凉拌西蓝花（西蓝花 100 克、盐 1 克）

注：总热量约1198千卡，蛋白质约47.5克，提供热量约占总热量的15%；脂肪约30.4克，提供热量约占总热量的22%；碳水化合物约193.7克，提供热量约占总热量的63%。

在运动方面，有氧运动是现今公认最有效的减脂方法，主要有快走、慢跑、游泳、健身操、骑自行车、轮滑、羽毛球及跳绳等项目。一般每次有氧运动以 30 分钟为宜，每周至少 5 次，且晨间锻炼燃脂效果最佳。另外，增肌需进行举哑铃、深蹲、抬膝等肌力训练，时间以 10~15 分钟为宜，每周至少 5 次。

＼ 提示 ／

为了安全性和持续性，每个人情况不同，建议在营养医师或营养师的指导下制订、实施和坚持个体化的膳食和运动方案，以达到理想的减重目标。

43 岁广告公司老总 6 个月逆转痛风案例

解决尿酸高问题，药物只是辅助，必须从根本上认识发病原因，并且选择适当的调理方法，改变错误的饮食和生活习惯，才能最终"降伏"高尿酸血症和痛风。

经典案例

今年 43 岁的周先生是一家广告公司的老总，平时工作压力大，一旦有空就特别喜欢呼朋唤友喝啤酒吃夜宵，而肉类和海鲜更是他的至爱。年前体检时，发现存在中度脂肪肝和尿酸偏高的问题。

通过进一步了解，医生建议他改变生活习惯，每天减少 500~1000 千卡的热量摄入；调整膳食结构，建议减少高脂食物摄入，限制含糖饮料、糕点和深加工食品的摄入，增加全谷类食物、ω-3 脂肪酸及膳食纤维摄入；一日三餐定时适量，严格控制晚餐的热量和晚餐后进食行为。

运动方面的建议首先是避免久坐少动，慢慢开始增加运动。根据指南还建议每天坚持中等强度有氧运动 30 分钟，每周 5 次；或者每天坚持高强度有氧运动 20 分钟，每周 3 次。

6 个月后周先生复诊时，尿酸值正常了，脂肪肝由中度转为轻度。

● 什么原因致使该患者尿酸生成过多

1. 人体细胞 DNA 的合成必须有嘌呤的参与，当细胞死亡，细胞里的嘌呤物质会被氧化为尿酸，找到引发细胞大量死亡的原因就找到了尿酸高的主要原因。

2. 当人体长期处于压力状态时，体内的乳酸将不断生成，人体进入缺氧状态，糖代谢转为无氧酵解，需要更多的嘌呤物质参与能量的转换和代谢，也会产生更多尿酸。

3. 氨基酸转换过程，如果缺乏维生素 B，尤其是维生素 B_6，就会形成大量的代谢中间产物"黄尿酸"，从而增加了患高尿酸血症的风险。

◉ 什么原因导致该患者尿酸排泄减少

酒精和果糖会和尿酸争夺排泄通道，过度摄入酒精加速肝脏降解 ATP，增加尿酸的产出。而果糖代谢可能生成丙酮酸和乳酸，如果 6- 二磷酸果糖酶缺乏或丙酮酸羧化酶缺乏，则丙酮酸会大量产生。

◉ 降尿酸，促进"能量代偿产物"消耗策略

第一：避免脂肪肝导致嘌呤代谢紊乱

人体内合成的嘌呤主要来自肝脏，任何伤害肝脏的因素都可能导致肝功能异常，进一步导致嘌呤合成增多。如果是中度脂肪肝，意味着有 50% 的肝细胞不能正常工作，极易导致嘌呤代谢紊乱。

避免酗酒、熬夜、过度压力、药物滥用等引发肝功能异常的情况。减少糖类食物摄入，尤其是果糖饮料。快速升高的血糖，刺激胰岛素快速分泌，多余糖分会转化成血脂，这是血脂异常最容易被忽略的原因。增加粗面、糙米、杂豆、蔬菜等富含膳食纤维的食物，可以延缓血糖快速升高。

第二：补充 B 族维生素，帮助脂代谢和嘌呤代谢

B 族维生素是帮助嘌呤代谢的重要物质，相关研究发现，为痛风患者提供超出正常需求 6 倍的 B 族维生素剂量，用来缓解痛风，效果明显。富含 B 族维生素的食物有糙米、胚芽米、麦芽、木耳、绿色蔬菜等。

第三：饮食规律，按时吃饭，避免低血糖的发生

糖作为身体的主要热量来源，低血糖发生时，只需要几分钟时间就可能对身体造成致命伤害。

当血糖浓度下降时，肝糖原释放出血糖，如果持续低血糖，肾上腺素和胰高血糖素大量分泌，蛋白质、脂肪通过糖异生作用升糖，会产生大量丙酮酸、尿酸，这种被迫进行的急救式反应甚至会导致酸中毒。

第四：坚持腹式呼吸，通过腹式呼吸给身体更多的能量支持

足量的氧气可以帮助身体实现正常代谢，避免血糖无氧酵解，也就减少了依靠嘌呤参与的能量代谢。无论是正常的能量代谢还是嘌呤代谢，在缺氧的状态下会产生更多尿酸。

很多人呼吸太浅，前半口气还没吸进去，后半口气已经吐出来了，没有实现充分的气体交换，身体实际处于长期缺氧的状态。腹式呼吸要深长而缓慢，用鼻吸气，用口呼气。练习时，一呼一吸掌握在 15 秒左右，即深吸气（鼓起肚子）3~5 秒，屏息 1 秒，然后慢呼气（回缩肚子）3~5 秒，屏息 1 秒。每次 5~15 分钟，每天练习 1~2 次，坐式、卧式、走式、跑式皆可，练到微热出汗即可。腹部尽量做到鼓起缩回 50~100 次。

第五：补充水分，可以有效促进尿酸代谢、缓解尿酸盐结晶形成

痛风患者尤其要养成经常喝水的习惯。建议随时补水，不要等口渴再喝水。

第六：消除应激反应

压力、紧张、熬夜、酗酒、高负荷工作、低血糖、负面情绪等都是常见的应激因素，容易引发应激反应。应激反应会导致身体对能量需求大幅升高。

身体处于应激状态，交感神经兴奋，肾上腺素、肾上腺皮质激素和胰高血糖素分泌增加，蛋白质、脂肪参与糖异生和能量代谢，而导致尿酸、丙酮酸和乳酸的大量产生。丙酮酸、乳酸便与尿酸争夺排泄通道。

68 岁退休干部"假性痛风"案例

临床诊断需仔细，别被"假痛风"骗了。在我们身边存在很多的"假"，假烟、假酒、假家电……但万万没想到的是，原来"痛风"也有假。

王伯今年68岁，一年前反复右膝关节肿痛，血尿酸水平比正常值稍高，测过的最高值为463微摩/升，先后在两家医院被诊断为痛风，曾服用过非布司他片，随后发现血尿酸恢复至正常值。

但奇怪的是，血尿酸达标后，王伯仍然经常有膝关节肿痛发作。后来他来到省人民医院专家门诊，接诊专家详细询问了病史，并行膝关节X射线及CT检查。

X射线检查发现，其右膝关节前半月板有钙化影，CT未见尿酸盐沉积，初步认为其右膝关节的疼痛并非由尿酸盐沉积引起的痛风所致。

结合临床症状及影像学检查，考虑王伯患的是"假性痛风"。于是进行了关节液检查，结果发现关节液里有焦磷酸钙晶体沉积。

终于确诊了，原来是焦磷酸钙沉积病，俗称"假性痛风"。经关节腔注射倍他米松、口服秋水仙碱等对症治疗后，王伯的右膝关节疼痛已半年多未再发作了。

假性痛风，在急性发作时酷似痛风，很多人对于这种假性痛风不了解，常常难以区分而误诊。

● 什么是假性痛风

假性痛风也称关节软骨钙化病或焦磷酸钙沉积病，是一种由焦磷酸钙双水化合物晶体沉积物引起的关节疾病。

该病多见于老年人，年龄越大患病率越高，65～75岁的老年人患病率为10%～15%，80岁以上超过40%。

焦磷酸钙可沉积于关节内结构如滑膜、软骨表面，亦可沉积于关节囊、肌腱和韧带，以及椎间盘、耻骨联合、腕关节三角纤维软骨等处，其中以沉积于关节引起的假性痛风性关节炎症状最为突出。

该病除了会引起关节疼痛，还会导致关节软骨钙化以及关节退化。其发病可能与遗传、外伤、代谢障碍等因素有关。

焦磷酸钙沉积的机制不详，现多认为与局部无机焦磷酸增加和软骨糖蛋白抑制无机焦磷酸沉积的作用减弱有关。

假性痛风通常分为 4 类

1 散发性：原因不明。
2 家族性：表现为常染色体显性遗传，关节软骨钙质沉积的表现常在30 多岁就出现。
3 继发性：继发于其他代谢疾病，如甲状旁腺功能亢进引起的高钙血症、铁离子浓度升高引起的血色素沉着病以及低镁血症等。
4 关节损伤：创伤或外科手术后也可诱发该病。

◉ 如何区分痛风与假性痛风

假性痛风性关节炎极易与痛风性关节炎混淆，当然也存在不同之处。

相似之处

1 男性患病率高于女性。
2 急性发作突然起病，关节呈红、肿、热、痛的表现。
3 急性发作时肿胀和压痛快速发展，在 6～24 小时内达到高峰，疼痛非常强烈却有自限性，一般持续 7～10 天自行缓解。

不同之处

	痛风	假性痛风
发病年龄	中老年，有年轻化趋势	老年，年龄越大患病率越高
急性发作受累的关节/部位	好发于小关节，首次发作多为单关节，50%首次发于第一跖趾关节。足弓、距小腿关节、膝关节、腕关节和肘关节等也是常见发病部位	主要侵犯膝、肩、髋等大关节，以膝关节最多见，其次为髋、肩、肘、踝、腕和掌指关节，也会涉及手的小关节
急性发作时血尿酸水平升高情况	绝大多数患者	仅约20%的患者
诊断金标准（关节穿刺检查）	尿酸盐晶体，负性强双折射光	焦磷酸钙晶体，正性弱双折射光
	部分患者会二者同时存在，关节液可见尿酸盐和焦磷酸钙两种结晶	
X射线检查	骨呈凿孔样	软骨钙化

● 如何治疗假性痛风

慢性间歇期

应避免外伤、强力扭转和长期行走等诱发因素，以免造成关节炎急性发作。秋水仙碱常用于预防及治疗痛风，小剂量服用也能减少假性痛风的发作频率。

急性发作期

可口服秋水仙碱、非甾体抗炎药，疗效欠佳者可抽吸关节积液后注入糖皮质激素。有条件者可关节镜下直接冲洗，清除关节内结晶和增生滑膜，效果更佳。

关节镜技术能同时确诊和治疗假性痛风性关节炎，延缓或阻断疾病进程，挽救关节功能，而且损伤小，是诊治假性痛风的较好方法。与痛风不同的是，假性痛风很难通过类似降尿酸等治疗溶解关节晶体，难以达到长期控制或逆转的目的。

而个体基因的易感性、晶体沉积的范围、关节退化的程度、是否合并多种基础病，均可影响假性痛风的预后。

痛风能根治吗？

痛风是一种古老的疾病，多发于帝王将相和达官显贵，故素有"富贵病"之称。一旦得了痛风，就是终身性疾病，无法根治，但可以通过医学治疗、日常饮食、适当运动等降低血尿酸水平，控制痛风发作，保证生活质量，延长寿命。

高尿酸血症与特征性关节疼痛没关系吗？

痛风是由于尿酸盐沉积所致的晶体性关节病，高尿酸血症是其发病基础，即在高尿酸血症的基础上，尿酸盐晶体析出沉积在相关组织才会导致痛风发作。而痛风导致的关节疼痛也具有明显的特征性，如绝大多数发生于下肢关节，95%以上首发于大脚趾；单一关节发病；凌晨（熟睡中）或晨起时发病，起病迅速；关节疼痛剧烈难忍，犹如刀砍、斧剁、针扎等；即使不经治疗，3~5天症状也可缓解，部分患者可自愈。

尿酸升高 + 关节疼痛等于痛风？

对于同时存在尿酸升高和关节疼痛的患者，是否可以诊断为痛风也需要辩证分析。因为这类人群很有可能既患有高尿酸血症，又是某种除痛风外的关节疾病患者，如高尿酸血症合并类风湿关节炎、高尿酸血症合并强直性脊柱炎等情况。

关节疼痛 99.9% 是痛风？

关节疼痛虽然是痛风最突出、最具特征性的临床表现，但引起关节疼痛的原因众多，痛风仅仅是其中之一。此外，类风湿关节炎、强直性脊柱炎、风湿性多肌痛等疾病也可导致关节疼痛。由此可见，关节疼痛不等于痛风。

第三章

营养失衡导致代谢障碍，吃对就能轻松防控

痛风的真正原因不是吃得太好，而是营养失衡

从人类营养变迁看痛风的形成

▶ **500万~600万年前**

我们的祖先还在树上时"发达而庞大的盲肠来消化植物纤维"

食物特征： 富含膳食纤维而低糖

食物： 植物和果实

少量树叶和嫩枝、大量果实与花朵、一些昆虫，甚至还包括树皮，食物种类丰富

> 脑容量较小，消化系统拥有发达的盲肠，能够消化果实和叶子。食物可提供大部分身体所需营养素

▶ **250万年前**

我们的祖先来到了地上"不需要那么庞大的盲肠系统了"

食物特征： 热量密度低，高蛋白和纤维素、低碳水化合物、高钙、高钾、低钠等，营养比例均衡

食物： 植物为主，肉类为辅

野生植物、野兽、野禽以及鱼类等水产品，种类多达一二百种，甚至更多。

> 大脑扩增和体质进化，小肠变长，盲肠变短，消化系统能更好地处理肉食
>
> **尿酸是维持低盐状态下直立血压所必需的，稳定尿酸让人类逐步"站了起来"。**

▶ **100万年前**

人类的饮食和环境逐渐适应形成了胰岛素抵抗的基因型，以维持血糖浓度、减少肌肉对糖的利用，从而保证糖对脑、胚胎和乳腺的供应，有助于人类生存。

食物特征： 获取更多高脂肪、高蛋白的食物

食物： 肉类成为重要组成部分

为了适应环境，狩猎动物，储存坚果。

> 学会使用火，吃上了熟肉，体重增加，智力迅速提升
>
> **尿酸能够刺激大脑皮质，提高智力。稳定的尿酸水平更有利于热量的存储。**

---

1 万年前

人口迅速增加，进入农业化时代

长期较容易地获取大量谷物和脂肪，导致胰岛素抵抗的压力得以解除，新的饮食环境作用于几百万年间形成的胰岛素、瘦素抵抗基因型，导致出现新的不协调、不适应，胰岛素、激素开始发生变化。

食物特征： 碳水化合物、脂肪以及总热量摄入增加，动物蛋白摄入减少，维生素、钙铁矿物质摄入缺乏

食物： 谷物为主，肉食减少

肉类食用量急剧下降，开始有意识地驯化动物，种植农作物，如稻米、小米、玉米、豆类、马铃薯等，食物种类急剧减少

> 脑的容量较狩猎时代减少了 10% 左右，体重有所下降，缺铁性贫血、感染性疾病、龋齿发生率大大增加，婴儿死亡率上升
>
> **尿酸作为一种天然的抗氧化剂，可以对抗氧化应激，清除氧自由基，防止细胞溶解凋亡，保护内皮细胞 DNA，维持机体的免疫功能。这对人类的繁衍生存产生了积极的影响。**

19 世纪初

重大发明的出现，推动社会进入工业时代

食物特征： 高脂肪、高热量摄入

食物： 食物极大丰富，但种类减少

大部分为经过精细加工的食物、谷薯类、肉类等

> 食物种类减少，脂肪、热量摄入过量，营养素不均衡、缺乏，膳食结构不合理，为糖尿病、肥胖、冠心病等的流行提供了基础条件
>
> **食物热量爆炸式的增长令我们的身体无暇适应，最终过高的尿酸诱发了痛风。**

农业化以来饮食的快速转变，导致延存于采集狩猎时期的人类基因无法与之相适应，进而引发了众多慢性疾病的发生和流行。因此当下我们应该关注以下问题。

· 食物应更加健康、营养

　食品业及农业应该生产、种植更加健康、营养的食物，降低糖、脂肪、淀粉的含量，以符合人体健康所需

· 更科学的膳食指导，更合理的膳食结构

　合理地选择动物性食物，再辅以谷物类、蔬果等植物性食物，并配以健康的营养补充剂是一种理想的膳食模式

改变饮食结构，均衡膳食助排尿酸

对痛风发病率的历史变化研究表明，高尿酸血症和痛风的发生发展与日常生活方式，特别是与饮食结构密不可分。

研究发现，改善日常生活方式和饮食结构可以减少尿酸生成，增加尿酸排泄，提高痛风治愈率。

● 简单易学的"211饮食法"

"211饮食法"是指每餐或每天摄入的蔬菜、蛋白质、主食的体积比为2∶1∶1，三者具体比例可用一捧、一掌和一拳来测量。这是一种高效便捷的饮食方法，食物按照确定的比例吃，营养结构科学、合理，可以保证基本营养素的足量摄入，有助于维持身体健康。

2 份蔬菜

"2"代表两份蔬菜，其中不包括淀粉较多的薯类蔬菜。每餐100～160克生蔬菜的体积为一捧。蔬菜应该以深绿色、紫色、橙红色等深色蔬菜为主，最好一半为绿叶菜，另一半为菌类、鲜豆类和十字花科类蔬菜，其次选择瓜茄类蔬菜。

1 份优质蛋白质

第一个"1"代表一份优质蛋白质，即肉、蛋、奶。每餐可选300毫升牛奶或1个鸡蛋，也可以选豆腐、鱼、肉，其体积为一掌。

1 份主食

第二个"1"代表一份健康主食，即全谷物、杂豆类、薯类主食。每餐生重80～130克的主食，做熟之后的体积为一拳。主食应该以谷类为主，辅以杂豆类、薯类。

坚持"211 饮食法",要注意以下几点。

（1）饮食要按一定顺序，吃饭时先吃蔬菜，再吃肉（蛋白质类），最后吃主食。

（2）肉类选择白肉、瘦肉和去皮禽肉，不吃肥肉。

（3）清淡饮食，少油、少盐，最好不加糖。

（4）足量饮水。

（5）烹调方式以凉拌、蒸、煮、炖等为主，少用油炸、炭烤等方法。

● 尝试评估你的"饭"

先看看总体是否符合"211 饮食法"的基本搭配，查漏补缺。再从三个评估维度来看。

每天吃出"一道彩虹"

《中国居民膳食指南（2022）》推荐每周食物数量要超过 25 种，同时超过 5 种颜色。这样才能满足各种营养素的摄入，尤其是钙、铁、锌、硒、维生素 C、B 族维生素等重要营养素的摄入。

如果觉得计算种类太麻烦，不如试试每天吃出"一道彩虹"的方法，即餐桌上的食物丰富多彩，种类多，颜色多。

主食要混搭着吃

馒头、面包、面条、米饭，细细看来只有白米、白面两种食物，总是这样吃，精细主食摄入比例太高，既容易发胖，还容易导致微量元素缺乏。

建议在现有主食的基础上，添加 1/3 ~ 1/2 的全谷物来混搭，这样既能满足热量供应，还能提供更多代谢所需的维生素和矿物质。具体可以这么做：

（1）蒸米饭时，加入一半糙米或者燕麦；

（2）买面粉时选择全麦粉；

（3）在外面吃饭时，选择杂粮、薯类替代白米饭、馒头、面条和烙饼等精制主食。

摄入适量的优质主食能避免热量摄入过低而全身无力、反应迟钝、记忆力下降，也能提供更丰富的 B 族维生素和膳食纤维，对预防皮肤病和便秘都有帮助。

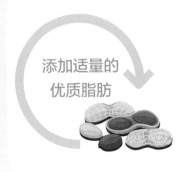

添加适量的优质脂肪

适量的烹饪油、坚果，可以为食谱加分，如亚麻籽油含有必需脂肪酸，坚果含有脂溶性维生素 E。

合理的脂肪比例，不但可以带来饱腹感，还能够保证必需脂肪酸的摄入，可以维持皮肤的光滑细腻和正常的内分泌功能。

膳食实施细节

1 每天摄入奶类及其制品 300～500 克，可选低脂牛奶、脱脂牛奶或酸奶、奶酪。

2 每周摄入鸡蛋 3～6 个。

3 每天摄入非淀粉类新鲜蔬菜 300～500 克，多摄入红、黄、绿色的蔬菜。

4 每天摄入动物肉类 80～150 克，以水产品、禽肉（去皮）、畜肉（瘦肉）为主。

5 每天摄入水果 200～350 克，以时令新鲜水果为佳，最好不要榨成果汁。

6 每天摄入大豆及坚果类食物 25～35 克，选新鲜或原味加工的坚果。

7 少油、少盐、少糖，每天摄入烹饪油 25～30 克，食用盐不超过5 克，糖不超过 25 克。

8 严格限制碳水化合物供能比例，为总热量的 50%～65%，控制主食摄入量（米、面等主食摄入量过多的患者应逐渐减少），以全谷物为宜，可添加燕麦、荞麦、杂豆等粗粮。但不宜过饥，感觉不饱时可以适量增加绿叶蔬菜的摄入量。

9 每天保证饮水 2000～3000 毫升，睡前或夜间应适量补充水分。

高蛋白、高脂肪饮食，阻碍尿酸代谢

痛风的发病与高蛋白、高脂肪饮食等不良膳食习惯及大量饮酒等不良生活习惯密切相关。

过量的蛋白质	过量的脂肪
会导致肾小球内部高压，引起肾脏超滤、肾小球损伤和蛋白尿。还会使核酸分解变得更多，进而产生更多的尿酸。	会使血酮体浓度升高，从而抑制肾脏排泄尿酸。

因此，尿酸高的人群除了要少吃嘌呤含量高的食物，高蛋白、高脂肪的食物也应控制摄入。

● 控制总热量，避免肥胖

肥胖会导致酮体生成过多，抑制尿酸的排泄，使血尿酸增加，肥胖者减重后血尿酸往往能显著下降。但减轻体重时应循序渐进，切忌急功近利，否则会导致机体产生大量酮体，与尿酸竞争性排泄，促使血尿酸浓度升高。痛风患者要保持或达到理想体重，最好能使自己的体重低于理想体重的10%~15%。要做到后者，重点是控制每天进食的总热量，饮食总量要比正常饮食低10%左右，不可过多吃零食，也不可每餐吃得过多、过饱。

● 究竟什么算高蛋白饮食

一般来说，高蛋白饮食是指日常饮食中摄入的食物蛋白质含量高，当蛋白质所提供的热量超过食物总热量的20%即可认为是高蛋白饮食。

举个例子，成年女性每天食物总热量摄入约为1300千卡，其中蛋白质提供的热量 > 260千卡即可认为是高蛋白饮食。换算成食物，两个中等大小的鸡腿就足以达到高蛋白饮食的标准了。

蛋白质是生命基础，可根据体重，按照比例来摄取，1千克体重应摄取0.8~1克的蛋白质，并以牛奶、鸡蛋为主；肾功能不全者，每天蛋白质的摄入量应酌减。适当限制鱼类、豆类食物的摄入量（注：动物性蛋白占2/3，植物性蛋白占1/3）。每天1杯牛奶加2个鸡蛋或猪瘦肉100克，即可满足机体对蛋白质的需要，不可过多。

早餐、午餐、晚餐三餐供能占比为3∶4∶3。假设某位高尿酸血症患者的体重为60千克，那么蛋白质每天应摄入60克，其中早餐应为18克，午餐应为24克，晚餐应为18克。

早餐　18克蛋白质≈1个鸡蛋+300毫升牛奶

午餐　24克蛋白质≈150克鸡胸肉

晚餐　18克蛋白质≈80克豆腐

注：痛风和高尿酸血症患者应以嘌呤含量低的食物为主，但也要吃些中嘌呤食物，因为长期摄入低嘌呤食物可能会导致营养不良，不利于人体健康。

● 别一刀切，脂肪也分"好和坏"

不同种类的脂肪对人体有着不同作用。因此，要在控制脂肪总摄入量的前提下学会区分，多选择"好脂肪"，避开"坏脂肪"。

	脂肪种类	作用	主要来源
好脂肪	单不饱和脂肪酸	降低血胆固醇、甘油三酯水平，起到预防动脉硬化的作用	橄榄油、菜籽油、花生油、牛油果和绝大多数坚果
	多不饱和脂肪酸	降低血胆固醇、促进大脑发育、保护视力，但摄入过多易氧化成自由基	玉米油、大豆油、红花籽油、鱼类
坏脂肪	饱和脂肪酸	明显提高胆固醇水平，增加动脉硬化风险	全脂奶、黄油、奶酪、冰激凌、椰子油
	反式脂肪酸	增加心血管患病风险，同时增加组织炎症患病风险	绝大多数人造奶油、起酥油、油炸食品、烘焙甜点

◉ 减少饱和脂肪酸的摄入

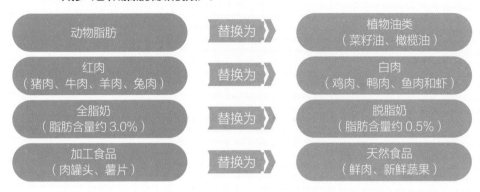

◉ 每天需要补充多少脂肪

痛风患者每天脂肪摄入总量在 50 克左右为宜，大多数应来自不饱和脂肪酸（如鱼类、坚果类、植物油），并且应该限制饱和脂肪酸的摄入。如果是瘦肉、禽肉等，应该煮沸后去汤食用，避免吃炖肉或卤肉。

痛风并发血脂异常患者，脂肪摄入应控制在总热量的 20%~25%。

假如某人每天摄入 1600 千卡热量，其中大约有 450 千卡的热量来自脂肪。

为了保证饱和脂肪提供的热量不超过总热量的 10%，从饱和脂肪获得的热量应该仅为 160 千卡。

为了确定这些热量代表多少克脂肪，将脂肪提供的热量除以 9 即可（每克脂肪能提供 9 千卡的热量）。

因此，在这个例子中，摄入的总脂肪量大约为 50 克，摄入的饱和脂肪量不超过 18 克。

按照每天 50 克的总脂肪量计算，早餐、午餐和晚餐供能占比为 3 : 4 : 3，那么早餐和晚餐脂肪摄入量应为 15 克，午餐应为 20 克。

15 克脂肪≈
5 克橄榄油 +
10 克坚果

20 克脂肪≈
10 克植物油 +
50 克猪肉

15 克脂肪≈
5 克菜籽油 +
20 克三文鱼

掌握有医学证据的营养与健康知识

逆转认知 *1* 膳食纤维不足，肠道废物被反复吸收

◉ 膳食纤维与尿酸的关系

如果摄入的膳食纤维不足，肠道蠕动自然也较慢，无法促进肠道吸收食物中的养分，时间久了就会导致便秘，便秘会导致体内有毒有害物质累积，进一步破坏肠道菌群，而膳食纤维可以帮助改善便秘，加速肠道内有毒有害物质的排出，从而有利于尿酸排出。

◉ 什么是膳食纤维

本质上，膳食纤维归类于碳水化合物。但是，不同于淀粉和简单糖，膳食纤维不能被人体小肠内的酶水解进入大肠。

在大肠里生活着无数的肠道细菌，在那里膳食纤维"喂养"了有益的肠道细菌（即"发酵"作用），产生了一些小分子物质，被人体再次加以利用。

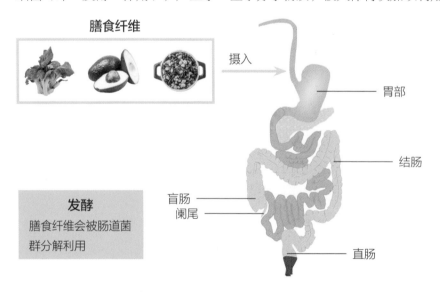

膳食纤维

摄入

胃部

结肠

盲肠
阑尾

直肠

发酵
膳食纤维会被肠道菌群分解利用

膳食纤维可以分为可溶性和不可溶性两种类型。顾名思义，可溶性膳食纤维可以溶于水，形成类似于凝胶的物质，具有很强的黏性；而不可溶性膳食纤维不可以溶于水，但是具有可持水性，遇水体积会变大。一般来说，天然食物都含有这两种膳食纤维。它们都可以对人体产生益处。

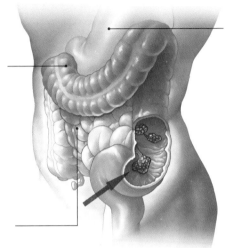

在胃部，（可溶性）膳食纤维吸水，形成胶状的物质，具有黏性，可以减缓食物排空速度，增加饱腹感。

在大肠，发酵作用可以增加粪便重量和体积，缓解便秘，促进益生菌生长，维持肠道免疫，参与脂肪代谢。

在小肠，（可溶性）膳食纤维可以吸附脂肪、糖或胆固醇，减缓这些物质的吸收率。

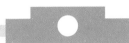

膳食纤维的作用

1. **缓解便秘：** 膳食纤维可以增加粪便的重量和体积，软化大便使其更易排出，减少便秘。
2. **保持肠道健康：** 高膳食纤维饮食可以降低患痔疮和憩室病的风险。研究还发现，高膳食纤维饮食有助于降低患结直肠癌的风险。
3. **降低胆固醇水平：** 在豆类、亚麻籽和燕麦麸中发现的可溶性膳食纤维可以通过降低低密度脂蛋白胆固醇来帮助降低血液中总胆固醇水平。有研究表明，高膳食纤维食物可能对心脏健康有其他益处，比如降低血压以及减少炎症等。
4. **控制血糖水平：** 在糖尿病患者中，可溶性膳食纤维可以延缓糖的吸收，帮助改善血糖水平。
5. **利于减肥：** 高膳食纤维食物往往比低膳食纤维食物更容易让人有饱腹感，从而减少食量。高膳食纤维食物往往需要更长的进食时间，而且"热量密度"低，这意味着相同体积的食物所含的热量更少。

有关膳食纤维的
误区

膳食纤维会因为加热而被破坏

不对。

不少痛风患者看到蔬菜烹调之后变软了，就认为其中的膳食纤维被破坏了。其实，膳食纤维的化学性质非常稳定，加热到 100℃ 是根本不可能将它破坏、分解的。

除膳食纤维外，各种矿物质也一样能够耐受烹调加热。真正会在煮沸加热时被破坏的，只有部分维生素和部分植物化学物，油炸时，蛋白质和脂肪也会发生变化。

菜切碎了，膳食纤维的健康作用也失去了

不对。

包括白菜筋在内的蔬菜纤维属于不可溶性膳食纤维，不可溶性膳食纤维的健康作用在于它不能在小肠中被人体吸收，会带着少量胆固醇、脂肪和重金属离子进入大肠，同时发挥增大食物残渣体积、刺激肠道蠕动的功效，从而起到减肥作用。白菜是否切碎，和它的健康功效毫无关系。即便吃白菜馅饺子，也能发挥作用。

实际上，蔬菜中的纤维如果能够细小一些，对于部分人反而是有利的，比如对于患有肠胃病的痛风患者，过硬的纤维对发炎、受损的肠胃黏膜有刺激作用。把难嚼的蔬菜切碎，也更利于牙齿不好的老年痛风患者。

◉ 膳食纤维吃不够，阻碍尿酸排出

便秘是很常见的一种疾病，长期便秘，粪便中的毒素就会在体内堆积，肠道也会反复吸收粪便中的有害物质，久而久之，肠道菌群就会失衡，造成尿酸滞留，所以肠道菌群的紊乱直接导致高尿酸血症或者痛风。

痛风患者的高膳食纤维食物推荐

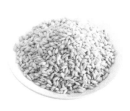

大麦
膳食纤维含量
9.9 克 **/100** 克可食部
每天推荐食用量 **60 ～ 80** 克

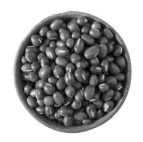

红豆
膳食纤维含量
7.7 克 **/100** 克可食部
每天推荐食用量 **30** 克

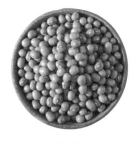

绿豆
膳食纤维含量
6.4 克 **/100** 克可食部
每天推荐食用量 **40** 克

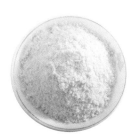

玉米面
膳食纤维含量
6.4 克 **/100** 克可食部
每天推荐食用量 **70** 克

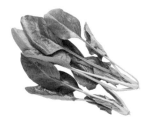

菠菜
膳食纤维含量
1.7 克 **/100** 克可食部
每天推荐食用量 **80 ～ 100** 克

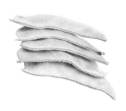

扁豆
膳食纤维含量
3.9 克 **/100** 克可食部
每天推荐食用量 **80** 克

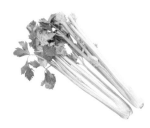

芹菜
膳食纤维含量
2.2 克 **/100** 克可食部
每天推荐食用量 **100** 克

逆转认知 2 镁与钾同补，促进尿酸排泄

对于痛风患者来说，镁和钾这两种微量元素既可以调节尿酸水平，又可以促进尿酸排泄。

现代医学分析验证

《钾和镁的组合在制备用于预防或治疗痛风的药物中的用途》发明方案表明，钾和镁能够有效预防或治疗痛风，特别是缓解或消除痛风发作前驱期的症状并防止痛风的急性发作。

◉ 钾可以促进尿酸排泄

人体内的矿物质中，钾的含量仅次于钙和磷，位居第三。它是人体内电解质的主要成分之一，在维持细胞内外渗透压及酸碱平衡中起重要作用，是保持酸碱平衡、维持神经和肌肉兴奋性不可缺少的元素。

◉ 多吃富含钾的食物可以减少血中尿酸量

钾对于预防高尿酸血症和痛风很重要，钾可以减少尿酸盐在体内的沉积，有助于排出尿酸。早期痛风患者多摄入富含钾的食物有助于改善病情。

很多蔬果都含有较多的钾。摄入高钾蔬果可以为身体提供较多的钾，钾在排泄过程中可使尿液在一定程度上偏碱性，从而减少尿液中的尿酸盐结晶，促进尿酸的排出，防止形成尿酸性泌尿系统结石。

痛风患者的高钾食物推荐

食材	钾含量 /（毫克 /100 克可食部）	每天推荐食用量 / 克
银耳（干）	1588	5 ~ 10
栗子仁（熟）	468	20 ~ 30
土豆	347	150
香蕉	256	150
空心菜	304	100
木耳（水发）	52	50

● 镁有助于调节尿酸代谢

镁参与人体内三大产热营养素的代谢和神经传递、肌肉收缩等。对于预防痛风而言，镁也有着特殊作用：镁可以调节尿酸代谢，有助于预防痛风以及缓解痛风症状。

痛风患者的高镁食物推荐

食材	镁含量 /（毫克 /100 克可食部）	每天推荐食用量 / 克
杏仁	275	30
荞麦	258	50
花生米（生）	178	20
海参	149	50
海蜇皮	124	50

逆转认知 3 维护肠内细菌，协助处理体内尿酸

肠道是人体最大的免疫器官，人体 80% 的免疫组织存在于肠道内，肠道及其益生菌在调节人体代谢方面具有不可替代的作用。但是，长期不良的生活饮食习惯会使有益菌丢失，滋养致病菌，从而引起机体代谢紊乱。

人体的尿酸通过转运蛋白排到肠道中，如果这些尿酸不能顺利被分解后排出体外，那最后还会返回血液中，所以快速分解肠道内的尿酸是非常重要的。

● 肠道菌群与痛风的关系

痛风是一种代谢性疾病，尿酸主要通过肾脏和肠道两条途径排泄：约 70% 的尿酸通过肾脏排出，其余 30% 经肠道排出或经肠道菌群进一步分解代谢。肠上皮细胞中的尿酸转运体负责将尿酸从血液转运至肠腔，继而尿酸从肠腔直接排出体外或者由肠道菌群分解代谢。

如果肠道菌群被阻断，那么 30% 的尿酸就不能顺利排出，最终结果是体内血尿酸长期保持在较高水平。

● 痛风患者肠道菌群的特点

痛风患者与正常人体内的杆菌和梭菌分布不同。经统计分析，这两种细菌在不同人群肠道中的分布有显著差异。由此可见，这两种细菌分布的变化可以预测痛风发生的可能性。同时，如果采用一定的治疗方法，可以改变痛风患者肠道菌群的分布，有利于痛风的治疗。

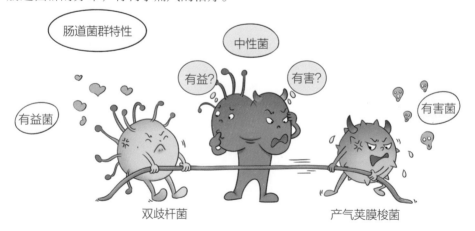

中国海洋大学生命科学系发表的一篇名为《原发性痛风患者类杆菌和梭菌多样性研究》的 SCI 文章描述，痛风患者类杆菌和梭菌的分布与正常人有很大不同。

近年来，也有学者通过比较痛风和高尿酸血症患者与健康人群肠道菌群组成发现，痛风和高尿酸血症患者体内存在肠道菌群失调，主要表现为机会致病菌的增加和促抗炎细胞因子产生细菌的减少。痛风和高尿酸血症患者肠道菌群组成与健康人群有明显区别，其中粪便拟杆菌富集，而柔嫩梭菌、普氏菌及双歧杆菌缺乏，且痛风患者肠道菌群变化要早于外周血中尿酸的变化。此外，降尿酸治疗后肠道菌群可发生改变。

● 导致肠道菌群紊乱的原因

原因 1
抗生素类药物的过度使用

越来越多的证据表明，滥用抗生素、过度医疗以及现代生活方式下的饮食习惯都导致了肠道菌群的改变，严重影响了肠道菌群的多样性，其多样性的缺失会显著增加罹患慢性疾病的风险。

虽然肠道共生菌含有大量的抗生素抵抗基因，但是抗生素的过度使用还是会使肠道微生物发生改变，所以避免抗生素的滥用非常重要。

原因 2
高嘌呤饮食致双歧杆菌和乳杆菌数目减少

高脂乳制品和加工肉类均会抑制肠道有益菌的生长，并促进与慢性疾病有关的"坏"细菌的生长。

避免油炸食品，用烹饪喷雾剂或肉汤代替油炒菜，多使用低脂沙拉酱。大多数植物性食物都不含脂肪，高脂肪的油炸食品容易导致肠漏（肠壁让未消化的食物和毒素进入血液）。

原因 3
高脂、高糖、高嘌呤饮食导致

饮食是影响胃肠道菌群组成的重要因素，高嘌呤饮食、高果糖饮食、高脂饮食等所导致的高尿酸血症动物模型中肠道菌群组成均发生变化。

高糖饮食会减少肠道中有益菌的数量，引起肠道菌群失衡，这种不平衡会继续增强对糖的渴望，从而进一步损害肠道。果糖与葡萄糖分解代谢不同，果糖的代谢过程中无限速酶、无负反馈，可消耗大量的三磷酸腺苷（ATP），导致一磷酸腺苷（AMP）大量产生，一磷酸腺嘌呤核苷脱氨酶活性的增强使其降解成次黄嘌呤、肌醇，最终分解为尿酸，导致血尿酸水平的升高。

原因 4
膳食纤维摄入不足

膳食纤维在大肠内通过细菌多糖酶分解，能生成短链脂肪酸。短链脂肪酸能刺激黏膜细胞增殖和黏膜血供，对胃肠激素的释放具有促进作用，改善肠道蠕动。短链脂肪酸既能为肠道有益菌的生存提供良好的环境，维持细胞膜的完整性，又是细胞膜合成和脂类合成所需物质的主要来源。

原因 5
饮食结构失衡

采用地中海膳食模式，可构建微生物和宿主的平衡关系。地中海膳食模式有利于肠道菌群平衡的维持。其主要以植物性食物为主，包括谷类、水果、蔬菜、豆类、果仁等；每天食用适量的鱼、禽、蛋、奶酪和酸奶；每月食用红肉（猪肉、牛肉和羊肉及其制品）的次数不多，主要食用油是橄榄油。所以，饮食对于肠道微生物的构成有重要影响，进而影响微生物和宿主的相互作用，间接对健康和疾病发挥作用。

为了肠道健康，应该吃什么

通过健康的饮食可以增加肠道中的"好"细菌，多吃植物性食物可以摄取有益菌，从而改善健康状况并预防疾病。

多吃富含膳食纤维的食物，能促进肠道中有益菌生长，调整肠道菌群，提高抵抗力，减少炎症和慢性疾病的发生。富含膳食纤维的食物有水果、蔬菜、豆类、谷物等。

富含多酚的优质食物有蓝莓、黑巧克力、绿茶等。多酚的消化效率不高，通常会进入结肠，在结肠中被细菌消化。

ω-3脂肪酸是必需脂肪酸，因为它是人体无法制造的。研究证实ω-3脂肪酸具有抗结肠癌的作用，能有效预防肠道炎症和疾病。ω-3脂肪酸通常来自深海鱼类，也可以从亚麻籽油中摄取。

益生菌主要有乳杆菌、双歧杆菌、酵母菌等，食用后会在肠道内停留，调节肠道内菌群平衡，促进营养吸收，保持肠道健康。富含益生菌的食物有脱脂酸奶、脱脂奶酪、味噌、豆豉、泡菜等。

逆转认知 4 改善血液微循环，可减少尿酸盐沉积

有研究认为，尿酸盐结晶的形成和沉积，和人体微循环之间有着密切联系。微循环是指微动脉和微静脉之间的血液循环。血液循环最根本的功能是进行血液和组织之间的物质交换，而这一功能就是通过微循环实现的。

◉ 血液中的尿酸与尿液中的尿酸的关系

血液是在人体心血管系统内按一定方向周而复始循环的，血液循环不仅可以保证机体新陈代谢的正常进行，实现机体内分泌的自我调节，维持内环境稳定，还可以完成体内物质的运输。

食物中的嘌呤经过胃进入小肠，被消化吸收，然后分解成尿酸，进入血液中；体内衰亡细胞中的嘌呤则是经过肝脏分解代谢成尿酸，进入血液中。

血液中的尿酸是非常重要的抗氧化分子，但由于摄入嘌呤过量，或有肾脏系统疾病，如急慢性肾小球肾炎、血脂异常等疾病，影响尿酸的代谢，也会使血尿酸升高，就无法将血液中的尿酸经过肾脏代谢掉。

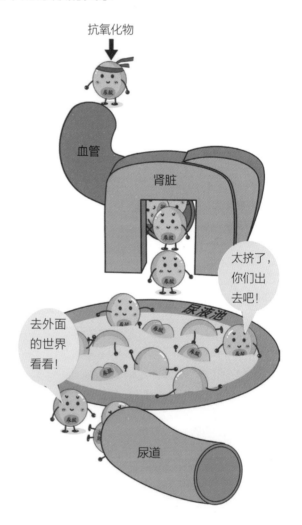

● 微循环不良导致痛风加剧的临床经验

从痛风性关节炎的发病年龄、时间和部位来看

痛风多发生于中老年人，常在夜间发作，疼痛大多在末梢关节。首先，中老年人的体温比年轻人低，微循环水平较差；其次，人体夜间的微循环比白天差，末梢关节的微循环比其他部位差。因此，血液微循环障碍可导致局部尿酸盐和其他酸性产物的堆积，使局部的尿酸盐不容易被吸收而沉积于关节腔，进而诱发痛风。

从痛风性关节炎的发作诱因来看

痛风性关节炎发作的诱因包括过度运动、关节损伤、寒冷潮湿、走路过多、穿鞋过紧等，这些都和关节局部的微循环有关。过度运动和关节损伤时，会造成局部关节微循环瘀血，夜间或寒冷刺激时，微血管收缩血流减慢，导致高尿酸血症患者的关节局部出现大量尿酸盐堆积；过度运动会使乳酸增多，刺激组织微循环开放，一方面促使堆积的乳酸和尿酸加速通过，另一方面又会导致毛细血管和关节囊外层纤维结缔组织通透性增加，致使尿酸向关节腔转移聚集。

从关节组织结构来看

尿酸盐容易沉积在关节软骨、滑膜等组织，这是因为关节腔血管少，循环差，对尿酸盐吸收慢，结缔组织基质中蛋白多糖较丰富，使得尿酸盐容易沉积。微细的尿酸盐结晶引起非特异性的炎症反应，造成关节软骨的溶解和软组织的损伤，促使痛风性关节炎发作。

从用药治疗痛风性关节炎来看

药物通过扩张末梢血管，改善全身或局部血液循环，提高血流速度，消除因局部血循环不畅而导致的某些代谢性酸性产物堆积，减少其对神经末梢的刺激，使疼痛得以减轻。同时，它们还能抑制关节的炎症反应，促进损伤组织的修复和细胞再生。

◉ 微循环不好，痛风石来得"早"

微循环直接给细胞供血、供氧、供给能量及营养物质，同时排出有害的代谢产物。微循环不好就会影响器官的生理功能。

通俗地来说，微循环障碍、堵塞不通的痛风患者，局部尿酸盐和其他酸性产物堆积，使局部尿酸盐不易代谢排出而沉积在关节，形成痛风石，严重者甚至累及肾脏。所以想要防控痛风，最好改善微循环，可达到事半功倍的效果。

◉ 改善血液微循环的食物

西蓝花——血管清理剂

西蓝花含有丰富的类黄酮，可以防止感染；还是血管清理剂，能阻止胆固醇氧化，防止血小板凝结。

茄子——增强血管弹性

茄子含丰富的维生素P，能软化血管，还可增强血管弹性，降低毛细血管通透性，防止毛细血管出血。

木耳——血液清道夫

木耳能降低血液黏度、软化血管。木耳富含膳食纤维，有助于将体内代谢废物及时排出体外。

坚果、紫甘蓝、红薯——扩张血管

平时可多吃一些富含维生素E的食物，如坚果、紫甘蓝、红薯等，因为维生素E具有扩张血管、改善肢体末梢血液微循环的作用。

◉ 改善血液微循环的方法

1.每天坚持用热水泡脚，水温以 40 ～ 50℃为宜，水要没过脚踝，浸泡15～20分钟。等到双足微微发红发热了，用手对脚部进行按摩，能够更好地促进血液循环。

2.多抽出一点时间进行慢运动，像摆臂走、打太极等，能够让身体各个部位都得到运动，加强全身的血液循环。

3.睡眠质量的好坏直接影响着人体的血液循环系统能否正常运作，因此要注意劳逸结合，养成良好的作息习惯，每天保证充足睡眠，有利于身体养精蓄锐。

逆转认知 5 "多肉嗜甜"增加肾脏负荷

● 为什么现在痛风合并肾病的患者越来越多

除了遗传因素外，大多都与吃有关。爱吃肉使嘌呤摄入过量，爱喝甜饮料又阻碍尿酸的排出。

肉类饮食太多了

饮食结构的突然改变是国人痛风由以前"罕见"变成如今"多发"甚至"高发"的祸首。

我们祖辈的饮食都是以植物性食物为主，而到了我们这一代，饮食结构突然发生了变化，变成以动物性食物为主。大量动物性食物中的嘌呤在体内转化为尿酸，超出了人体生理代谢和排泄能力，导致高尿酸血症，痛风的发病率迅速升高。

甜饮料喝得太多了

大部分甜饮料中都含有"果葡糖浆"，而痛风发作和果葡糖浆的摄入量存在正比关系。关于尿酸和果糖的流行病学的研究发现，每周喝 5~6 次含有果葡糖浆饮料的人，患痛风概率比正常人高出 29%，而每天喝 2 次以上含有果葡糖浆饮料的人，患痛风概率竟高达 85%。

因此，"多肉嗜甜"的饮食习惯是痛风合并肾病的罪魁祸首。如不加节制地摄入白糖、果糖等糖类，继续"无肉不欢"，会增加体内尿酸含量，从而破坏肾脏细胞。

现代医学分析验证

《新英格兰期刊》的一篇文章中指出，肉类饮食模式会增加 41% 罹患痛风的危险性，海鲜类进食过多会增加 51% 罹患痛风的危险性，证实了海鲜类和动物性食物均与痛风的发生相关。

北京中医药大学的一项关于果糖与高尿酸血症的研究结果表明，10% 的果糖饮水能成功诱导大鼠高尿酸血症，且经果糖诱导后的高尿酸血症大鼠的嘌呤代谢酶系统比较活跃，肾脏及肠道也都发生了一定程度的病理变化，肾脏及肠道的尿酸排泄均出现障碍。通过该研究，我们能看出高果糖对高尿酸血症的影响。

参考文献：王雨，林志健，张冰. 果糖诱导高尿酸血症嘌呤代谢及尿酸排泄改变 [J]. 中国科技论文在线，2017.

● 少摄入动物蛋白，适量摄入植物蛋白，减少肾脏负荷

动物蛋白中赖氨酸和组氨酸的含量要比植物蛋白高得多，但饱和脂肪远高于植物蛋白，从而增加了肥胖以及心血管疾病的发病风险，影响尿酸代谢。

植物蛋白中提取出来的活性肽对人体的健康有着促进作用，它们具有抗氧化、抗炎、抗高血压的能力，还可以降低血液中胆固醇的水平。

从豆类、谷物以及坚果中获取的植物蛋白，还有助于肠道菌群发挥更好的作用，降低多种人体代谢物的潜在毒性，从而减少慢性炎症和尿酸代谢失衡。

● 掌握以下几点，尿酸高也可以放心吃

每天肉类摄入量控制在一手掌心的量

建议每天摄入水产品 40～75 克、畜禽肉 40～75 克，加起来一天的量就是 80～150 克。这里的重量是生重，即烹调前的重量。

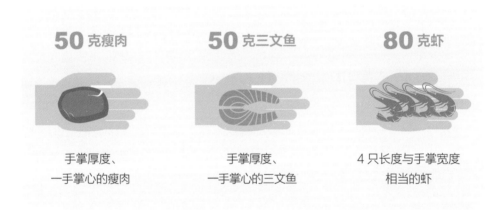

一般来说，一手掌心（不包括手指）大小及厚度的肉约 50 克，猪肉、鸡肉、鸭肉和鱼肉等都可以按照这种方法计算。如果是脂肪更少的动物食材，比如虾贝类，则一手掌心的量要稍微多点，约 80 克。

少吃高糖食物

少吃高糖食物，尤其是果葡糖浆食物。《中国居民膳食指南（2022）》提出的建议是：每人每天添加糖摄入量不超过50克，最好控制在25克以内。

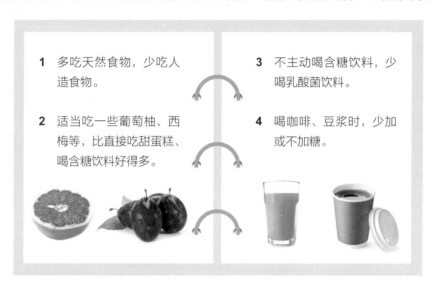

1 多吃天然食物，少吃人造食物。

2 适当吃一些葡萄柚、西梅等，比直接吃甜蛋糕、喝含糖饮料好得多。

3 不主动喝含糖饮料，少喝乳酸菌饮料。

4 喝咖啡、豆浆时，少加或不加糖。

水果含果糖，别放开肚皮吃

水果虽然嘌呤含量低，但是高尿酸血症与痛风患者不宜过量食用，原因有两点。

（1）有的水果果糖含量高，如果在短时间内大量摄入，在人体分解会促进内源性尿酸的合成，诱发痛风。

（2）果糖的代谢方式和葡萄糖不同，过量食用会增加脂肪合成，影响嘌呤代谢，成为诱发痛风的重要因素。

选用级别	每100克水果中含糖量	水果举例
推荐选用	＜10克	橙子、柚子、柠檬、杨桃、李子、枇杷、菠萝、草莓、橘子、樱桃、猕猴桃、苹果、梨、哈密瓜等
慎重选用	10~20克	石榴、甜瓜、杏、荔枝、香蕉、芒果等
不宜选用	＞20克	玫瑰香葡萄、冬枣、桂圆等

逆转认知 6 加一撮抗氧化物，预防炎症

◉ 高尿酸：氧化－抗氧化的双重效应

尿酸的抗氧化效应

机体处于氧化－抗氧化动态平衡中，而尿酸作为强大的自由基清除剂，能够与金属离子（如铁和铜）螯合，阻止其催化自由基反应，被认为是人体体液中重要的抗氧化剂，血浆 50% 抗氧化能力来自尿酸。

尿酸酶功能丧失和尿酸水平的升高，或有益于提高机体抗氧化能力，延长人的预期寿命。

虽然高尿酸会促进脂肪堆积，对于肥胖患者，降尿酸有利于减轻体重，但是，降尿酸过度又会导致抗氧化应激作用减弱。

尿酸带来的氧化损伤

在细胞内环境中，尿酸不仅会失去抗氧化作用，还会引起氧化损伤。

抗氧化	氧化
细胞外 抗氧化效应	细胞内 氧化损伤
*作为铁离子整合剂，抑制铁催化的氧化 *对皮肤病、神经退行性疾病有保护作用	*氧化应激引起一氧化氮生物利用度下降或下游信号通路障碍，影响血管张力，导致内皮功能障碍 *诱发炎症、细胞凋亡

尿酸带来的氧化损伤与多种疾病密切相关，包括糖尿病、脑卒中、代谢综合征、肾损害、冠心病、高血压等。

◉ 自由基与炎症

自由基是人体生命活动中各种生化反应的中间代谢产物，是机体非常好的防御系统之一，自由基若不能维持在一定水平就会影响人体正常的生命活动。但是自由基若产生过多且无法及时清除，就会造成细胞、组织、器官的损伤，使机体衰老速度加快，且容易出现多种疾病。身体若能有效清除过多的自由基，可对抗氧化应激和细胞功能损害。

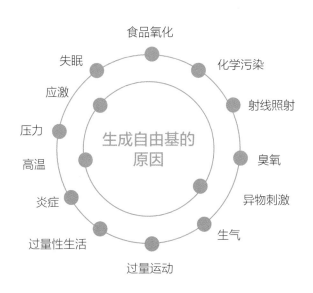

食品氧化
失眠
应激
压力
高温
炎症
过量性生活
过量运动
化学污染
射线照射
臭氧
异物刺激
生气

生成自由基的原因

自由基的主要危害

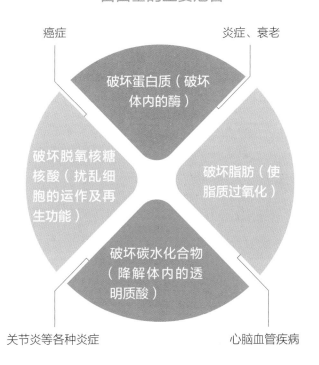

癌症
炎症、衰老

破坏蛋白质（破坏体内的酶）

破坏脱氧核糖核酸（扰乱细胞的运作及再生功能）

破坏脂肪（使脂质过氧化）

破坏碳水化合物（降解体内的透明质酸）

关节炎等各种炎症
心脑血管疾病

炎症就是身体抵抗外界感染以及修复机体损伤组织的一种免疫反应，痛风就是一种常见的发生于关节处的炎症。一旦身体里的细胞发现有害细菌或病毒，免疫系统就开始释放炎症因子，以清除或抑制有害细菌或病毒。如果免疫系统最后没有战胜这些细菌或病毒，身体状况就会恶化，导致疾病或病理状态。

自由基与慢性炎症反应有着密不可分的关系。慢性炎症反应会使氧化应激增强，降低细胞内的抗氧化能力，自由基过量生成，作用于细胞的膜脂，损害蛋白的结构与功能。自由基所致的氧化应激可以增加细胞因子的产生，并通过一系列反应刺激炎症细胞的激活。因此，氧化应激和炎症反应之间形成一种像螺旋一样缓慢上升的恶性循环。

现代医学分析验证

一项关于微囊化虾青素在制备防治痛风产品中的应用专利表明：在限定的给药方式和给药剂量条件下，微囊化虾青素用于治疗临床痛风，具有疗效显著、不良反应小的天然有效成分，但是低于或者高于专利中推荐的给药量都无法实现同样的效果。这项研究为减轻高尿酸血症与痛风患者的痛苦提供了可能。

参考文献：张琳，洪永德，薛凌云，等.微囊化虾青素在制备防治痛风产品中的应用，CN107661323A[P].2018.

抗炎与抗氧化的关系

抗氧化就是帮助人体细胞不受自由基伤害，抗氧化成分有一定的抗炎作用，这是因为它减少了细胞因遭遇自由基伤害而引起的炎症，从源头上减少了炎症的发生。而抗炎仅仅针对的是炎症反应。

抗氧化物抑制氧化分解，减少嘌呤含量

花青素和虾青素是很好的抗氧化物质，这些物质能抑制体内的氧化分解，减少嘌呤含量，也能加速体内的尿酸排泄，帮助控制尿酸，防止尿酸过高而引发痛风。

虾青素含量丰富的六类食物

• 鱼类	三文鱼、金枪鱼、鲤鱼等
• 虾类	河虾、小龙虾、青虾、草虾、基围虾等
• 蟹类	远海梭子蟹、海蟹、青蟹等
• 贝类	鲍鱼、牡蛎、海蚌、扇贝、青蛤等
• 藻类	海带、裙带菜、紫菜等
• 浆果类	草莓、蓝莓、桑葚等

注：虽然这些食物花青素含量很高，但是其中的海产品同时也是高嘌呤食物，高尿酸血症和痛风患者在急性发作时最好少吃或不吃海产品，不发作的时候可以适量吃。

● 多酚类——广泛存在的天然抗氧化物

从天然产物中分离得到的多酚类化合物因为含有很多羟基，具有抗氧化、抗病毒、抗肿瘤的多种生物活性。浆果就是富含多酚的天然抗氧化物。

多酚含量丰富的食物

• 水果	李子、樱桃、草莓、蓝莓、树莓、苹果、梨、葡萄、香瓜等（深色水果多酚浓度高）
• 蔬菜	芹菜、香菜、菜花、洋葱、圆白菜、甜菜等
• 谷物和豆类	燕麦、黑麦、黄豆、豌豆、菜豆等
• 酒类	红葡萄酒（带葡萄皮酿制）
• 其他	黑巧克力、咖啡

注："逆转认知5"中高尿酸血症与痛风患者要少吃的水果应少吃。

当然，仅仅依靠抗氧化物很难达到治疗痛风的最佳效果，假如能搭配一些矿物质，二者会出现协同作用，能有效减轻炎症反应。

调整饮食结构，
树立防控痛风新观念

逆转认知 7 含糖饮料和果汁诱发痛风风险高于烈酒

在我们的认知中，痛风常见于年龄在 40～50 岁的人群，但近年来痛风人群发病年龄越来越低，在门诊诊疗中，十几岁的学生患痛风已不"新鲜"。

经典案例

16 岁的小可是一名高中生，小可平时爱喝果汁饮料，近日总是觉得脚趾关节疼痛，"犹如针刺"，家长带其来医院检查后发现，小可的尿酸水平远超过正常值，原来他的关节疼痛是急性痛风发作。

● 为什么喝饮料会诱发高尿酸血症

绝大多数饮料含有高果糖浆或蔗糖。高果糖浆富含果糖，蔗糖在体内代谢产生果糖。新近研究发现，过量饮用含糖饮料和果汁是高尿酸血症和痛风患病率升高的重要原因之一。

果糖代谢机制：果糖的代谢过程，是经肠道吸收进入肝脏，被果糖激酶磷酸化，这个过程没有负反馈机制，会消耗细胞内的磷酸盐及 ATP，转化为 AMP，然后代谢为尿酸。

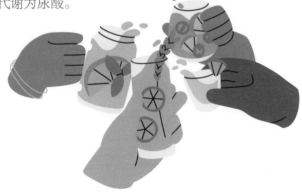

● 果糖的三宗罪

1 产生过量尿酸

由于部分水果中的果糖含量较高，如果短时间内大量摄入，在肝脏内磷酸化消耗大量的三磷酸腺苷，从而导致嘌呤代谢原材料增加，促进内源性尿酸合成增加，过量的尿酸就会导致痛风发作。

2 致胰岛素抵抗

大量进食富含果糖的水果可增加胰岛素抵抗及循环胰岛素水平，从而间接减少尿酸的排泄，而这一作用在合并代谢综合征的患者中更加显著。

3 增加脂肪合成

果糖也属高热量物质，其代谢方式与葡萄糖并不相同，过量食用易增加脂肪的合成，影响嘌呤代谢，成为诱发痛风的重要因素。

果糖会促进尿酸形成，尿酸高的人还能吃水果吗？ ➡

不少水果水分多、低嘌呤，而且和蔬菜一样，大多可以使尿液的 pH 值升高，促进尿酸溶解，预防尿酸盐结晶形成，从而有利于尿酸排泄。果蔬中富含的维生素 C 及其他抗氧化物质，也都对身体有一定的保护作用。但很多地区的高尿酸血症 / 痛风指南或膳食指导中，鼓励高尿酸血症与痛风患者多吃的食物有水、蔬菜、低脂或脱脂乳制品，水果不在其中。当然，水果也不在建议避免的食物名单中，尿酸高的人还是能吃水果的，但应注意水果的选择。

◉ 除了甜饮料、部分水果，还有哪些食物果糖含量高

蜂蜜：蜂蜜果糖含量高达 70%，高尿酸血症与痛风患者必须节制食用。

含各种糖浆的糕点零食：市面上有一种以玉米为原料加工制成的玉米糖浆，常作为甜味剂被拿来代替糖使用，并被广泛运用在甜点制作上，如甜甜圈、饼干、蛋糕、果冻等。含这类糖浆的糕点零食都含有大量果糖，注意别吃太多，以防尿酸增高。

◉ 除了水以外，高尿酸者可以喝什么

高尿酸者可以喝茶，因为茶中嘌呤含量比较低，饮茶不会使尿酸升高或者加重痛风的症状。

普洱茶：普洱茶嘌呤含量低，其中还有很多活性成分，主要有茶红素、茶黄素、茶褐素、维生素 C 和没食子酸等。在普洱茶发酵熟制的过程中，由于微生物的作用，大分子多糖类物质转化成可溶性单糖和寡糖。而且在发酵熟制过程中，维生素 C 的含量也会变多，可以进一步增强人体免疫力，对尿酸高者也有一定作用。

绿茶：绿茶有提神醒脑、降火明目的作用，除此之外，还可以生津止渴，不会导致尿酸升高或者痛风症状加重。

另外，由于茶都是用白开水冲泡而成的，喝茶的同时也喝了大量的水，有助于尿酸排泄。尿酸高者喝茶需要注意的是，要喝清淡的茶，不能喝浓茶。

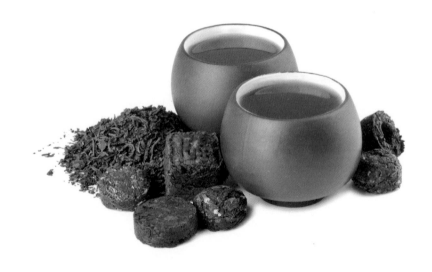

高动物嘌呤与高植物嘌呤对痛风的影响不同

有研究发现，高动物嘌呤和高植物嘌呤是有差别的，有的蔬菜虽然嘌呤含量高，但是引发尿酸升高或者诱发痛风的风险要比动物嘌呤小，这是因为动物嘌呤的生物利用度比植物嘌呤要高，更容易被人体吸收。

求证时刻　来自哈佛大学的研究人员曾经对 47150 名男性跟踪研究 12 年，发现不同食物引发痛风的相对危险性是不一样的：畜肉是 1.5 倍，一般鱼类是 1.55 倍，啤酒是 1.49 倍，虾是 1.3 倍，高嘌呤蔬菜是 0.96 倍，高蛋白植物是 0.73 倍。由此可见，植物性食物和动物性食物引发痛风的风险是不同的。

● 为什么高植物嘌呤不一定增加痛风风险

植物性食物和动物性食物所含的嘌呤是不一样的，植物性食物中的嘌呤更多的是腺嘌呤和鸟嘌呤，而动物性食物中含量较多的是黄嘌呤和次黄嘌呤。通过下图可以看出，在人体代谢中，腺嘌呤和鸟嘌呤转化过程比较复杂，需要先通过一定途径转化为次黄嘌呤和黄嘌呤，然后才能变成尿酸。因此可以看出，植物嘌呤进入人体后不太容易转化为尿酸，相比动物嘌呤不容易引发痛风发作，如果植物性食物和动物性食物二者嘌呤含量相同或者接近时，可以选择植物性食物。

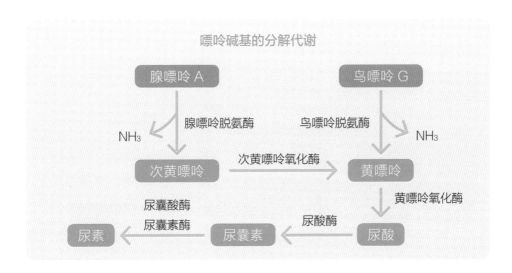

嘌呤碱基的分解代谢

◉ 高嘌呤植物性食物可降低痛风发病率

相关营养医学研究表明，豆类、蘑菇、菜花等可降低痛风发病率。这是因为植物性食物中富含的膳食纤维和维生素C可以减少人体对嘌呤的吸收，有利于尿酸排泄，从而降低尿酸升高的可能性以及痛风的发病率。特别是膳食纤维，可以在肠道与尿酸相结合，并帮助尿酸排出，进而降低体内尿酸水平。

相关研究还证实，高摄取量的植物性蛋白饮食会减少27%罹患痛风的危险性，也证实了高嘌呤植物性饮食与痛风的发生无明显相关性，推翻了过去长期对于高嘌呤植物性饮食的误解。

因此，高尿酸血症和痛风患者可以适量吃豆类、蘑菇、菜花等食物。

权威辟谣 2017年，《中国高尿酸血症相关疾病诊疗多学科专家共识》指出，富含嘌呤的蔬菜（莴笋、菠菜、蘑菇、菜花等）、豆类及豆制品与高尿酸血症及痛风发作无明显相关性，鼓励患者多食用新鲜蔬菜，适量食用豆类及豆制品（肾功能不全者须在专科医生指导下食用）。

◉ 能吃豆制品的理由

大豆蛋白是优质蛋白质

大豆蛋白的质量比粮谷类所含蛋白质的质量要高，谷类食物中普遍缺乏一种必需氨基酸叫赖氨酸，但赖氨酸在大豆中含量很高。且大豆氨基酸的组成更接近人体的需要，在营养价值上完全可与动物蛋白相媲美，也属优质蛋白质。

豆制品中嘌呤对人体影响很小

《新英格兰医学杂志》刊登的一项调查显示：含植物嘌呤的食物远比含动物嘌呤的肉类和鱼类安全。这是因为植物嘌呤的分子结构比较粗，生物利用率较低，难以被人体吸收，相比动物嘌呤而言，并不容易转化成尿酸，因而引发痛风的风险也较小。

豆类富含的大量营养物质，不仅为我们身体所需，还能在一定程度上促进尿酸的排泄，降低痛风发生的风险。

例如，豆腐中含有异黄酮，有抗炎、抗氧化的作用，所以豆制品不仅可以吃，甚至还有减少痛风发作的作用。

豆类所含丰富的维生素可以很好地提高肾脏的尿酸排泄能力；丰富的膳食纤维也能在肠道内结合尿酸并帮助其排出，提高高尿酸血症和痛风患者的尿酸代谢能力。

● 豆制品可以吃，但吃多少和怎么吃有讲究

豆制品的种类很多，不仅包括我们熟知的黄豆制品，还包括黑豆制品、青豆制品等。高尿酸血症和痛风患者该如何选择呢？

选择加工类的大豆制品

先不论植物嘌呤难以被人体吸收这点，单说嘌呤含量，干大豆确实高一些，但加工后嘌呤含量就会大大降低。

例如生活中常吃的豆芽，无论是黄豆芽还是绿豆芽，在发芽的过程中，需要吸收大量的水分，而嘌呤易溶于水，这样就会造成嘌呤的流失，从而大大降低了豆芽的嘌呤含量。事实上，豆芽的嘌呤含量每 100 克可食部中只有 14.6 毫克。

同样，豆腐干、豆腐等在制作过程中去除了大量的水分，大量易溶于水的嘌呤也被去除掉了。

所以，高尿酸血症和痛风患者可以选择吃加工类的豆制品，但要注意量。

豌豆、蚕豆、扁豆等尽量吃新鲜的

新鲜的豌豆、蚕豆、扁豆等含水量高，嘌呤含量不高，而且淀粉量少，所以适合高尿酸血症和痛风患者吃。但建议在烹饪此类豆的时候，不要与大量高嘌呤的肉类食材长时间烹煮。

最后，像红豆、绿豆、芸豆、扁豆等干豆，一般都是当主食吃，其嘌呤含量都与大豆类似，吃的时候建议提前浸泡豆子并去掉泡豆水，注意吃的量，一般也不会有大问题。

● 高嘌呤蔬菜，这样做放心吃

像莴笋、菠菜、蘑菇、菜花这类富含嘌呤的新鲜蔬菜，与高尿酸血症及痛风发作无明显相关性，也是可以适当吃的。

但要注意以下 5 点。

╲ 提示 ╱

在肾功能受损的情况下，避免食用含有草酸的蔬菜，至于腌制类蔬菜和干菌类蔬菜，能避免就尽量避免。

1 每天摄入蔬菜的量：建议痛风患者每天摄入更多蔬菜，每天不少于 500 克；但并不建议完全素食，可以适当荤素搭配。

2 合理使用烹饪技巧：对于嘌呤含量高的蔬菜，可以采用先焯水或者煮后弃汤食用的方式，这些烹饪方式同样适用于含草酸的蔬菜。

3 控制油和盐的用量：痛风患者每天的食用油量在 20～30 克，盐量在 5 克以下，与正常人一样，在做蔬菜时要注意控制油、盐以及酱油、豆瓣酱等用量。

4 不同的蔬菜用不同的处理方式：不建议用煎炸的高温烹饪方式，这样会导致蔬菜的类胡萝卜素、维生素 C 和抗氧化成分被分解破坏；可以采用焯水后凉拌的方式，对根茎类蔬菜可以选择蒸、煮的方式烹饪。

5 控制葱、姜、蒜和辣椒等的用量：葱、姜、蒜、辣椒等虽然嘌呤含量不高，但由于刺激性较强，容易诱发痛风急性发作，建议少吃，急性发作期不吃。

逆转认知 9 高嘌呤饮食比高嘌呤食物危害更大

相关研究发现，高尿酸血症与痛风的发病祸首是高嘌呤饮食，而不是食用了高嘌呤食物。少量食用高嘌呤食物不等同于高嘌呤饮食，不能抛开食用量谈高嘌呤饮食。

● 打破偏见，控制嘌呤摄入总量才是关键

严格地说，对于高尿酸血症和痛风患者来说大多数食物都可以食用。嘌呤摄入量（食物嘌呤含量 × 食用量）是影响高嘌呤饮食的重要因素。

比如，熟栗子是低嘌呤食物（嘌呤含量 35 毫克 /100 克），小鱼干是高嘌呤食物（嘌呤含量 383 毫克 /100 克）。糖炒栗子又香又甜、又软又糯，稍不控制就能吃掉一小包（250 克），摄入嘌呤 87.5 毫克。香辣小鱼干，一小包（20克）含嘌呤 76.6 毫克。作为零食，偶尔吃上几条小鱼干，摄入的嘌呤总量并不比食用 250 克熟栗子多。

每天要控制嘌呤的总摄入量，而不是限制某一种食物。

高嘌呤饮食	中嘌呤饮食	低嘌呤饮食	极低嘌呤饮食
每天嘌呤摄入量 **> 1000 毫克**	每天嘌呤摄入量 **600 ~ 1000 毫克**	每天嘌呤摄入量 **500 ~ 600 毫克**	每天嘌呤摄入量 **< 150 毫克**

人们经常混淆高嘌呤饮食和高嘌呤食物两个不同的概念。

高嘌呤饮食与高嘌呤食物有如下区别。

高嘌呤饮食	高嘌呤食物
每天摄入嘌呤 **> 1000 毫克**	食物嘌呤含量 **> 150 毫克 /100 克**

当然，超高嘌呤食物，比如动物内脏、浓肉汤、海鲜等，要尽量避免，而其他大多数食物只要不是暴饮暴食即可。如果肉吃多了，其他嘌呤比较丰富的食物就要少吃或者不吃，不要让嘌呤摄入总量超标。

也就是说，其实高尿酸血症和痛风患者是可以吃肉的，但是不要吃太多，也不要在吃肉的时候，同时摄入其他嘌呤含量高的食物。

逆转认知 10 红肉与白肉对痛风的影响不同

检测出尿酸高，不敢吃肉？其实，肉里的蛋白质含量是非常丰富的，同时还含有矿物质和维生素，如果长期不吃或者很少吃肉，很容易导致营养不良。

◉ 红肉和白肉对尿酸水平的影响不同

关于"红肉"与"白肉"，世界卫生组织给出了明确的定义。

红肉： 所有哺乳动物的肌肉组织，如牛肉、猪肉、羊肉、马肉、兔肉等。

白肉： 禽类和海鲜水产，如鸡肉、鸭肉、鹅肉、鱼肉、贝类等。

新近研究发现，红肉和白肉对痛风的影响不同。红肉在传统饮食结构中占重要位置，其不仅富含嘌呤，还含有丰富的饱和脂肪酸和胆固醇，会增加患痛风和心血管疾病的风险，因此痛风患者应限制猪肉、牛肉、羊肉等红肉的摄入量。

每天摄入适量禽肉对血尿酸水平影响不大。相对于海鲜及红肉，禽类对血尿酸的影响最小，因此推荐痛风患者优先选择禽肉作为动物蛋白的主要来源。不过，禽类的皮中嘌呤含量高，皮下组织中脂肪含量丰富，食用禽类食物时应去皮。

◉ 不同时期痛风患者怎么吃肉

对于痛风患者而言，在不同痛风期，吃肉应该有不同的方式。

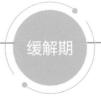

急性发作期

要食用嘌呤含量低的食物，牛肉、羊肉、猪肉的肥肉和海鲜都尽量少摄入或不摄入，可以以牛奶、鸡蛋作为蛋白质的主要来源；如果一定要吃肉，每天嘌呤的摄入量要严格控制在 150 毫克以下。

缓解期

可以恢复正常的平衡膳食，通常来说，肉类和海鲜不但要限制摄入量，而且要在种类上精挑细选，选择嘌呤含量较低的肉类和海鲜食物。建议每周可以吃 3~5 次，每次 60~85 克。

痛风患者如何选择肉类食物

中低嘌呤肉类适量吃

不是所有的肉类都是超高嘌呤的食物，比如常见的鸡肉、青鱼、白鱼等属于中低嘌呤的食物，痛风患者可以适量食用。

中高嘌呤肉类限量吃

猪肉、牛肉、羊肉等畜肉；鸭肉、鹅肉、鸽子肉、鹌鹑肉、火鸡肉等禽肉；鲈鱼、鲤鱼、鲫鱼、鳗鱼、鳝鱼等鱼类；牡蛎肉、贝肉、蚌肉、螃蟹等。这些食物嘌呤含量较高，建议痛风患者限量食用，而在急性发作期不要食用。

超高嘌呤肉类尽量不吃

肝、肾、脑、脾等动物内脏；沙丁鱼、凤尾鱼、鱼子、小虾等水产品；浓肉汤、浓鱼汤、海鲜火锅汤和羊肉火锅汤等。这些食物嘌呤含量非常高，建议痛风患者尽量不要食用。

注意烹饪方式

水煮是减少肉类嘌呤最好的烹饪方法，因为嘌呤是可以溶解在水里的。在烹饪肉时，先把肉切成片或丝，然后焯水，再进行下一步烹饪，这样能使部分嘌呤溶解在水中，减少嘌呤摄入。

吃肉不喝汤

很多人觉得肉汤比较营养，但实际上肉汤含嘌呤很高，这是因为肉中的嘌呤在水煮之后溶解在水里。

少吃加工肉

少吃火腿、腊肠、热狗等加工肉制品，它们含盐量高，对痛风很不利，而且加工肉制品还会增加患癌风险。

逆转认知 *11* 饮食控制还要注意热量的控制

如果发现体内尿酸偏高，少吃嘌呤含量高的食物是远远不够的，如果忽略了日常摄入的热量，对痛风患者很不利。如果患者每天吃的食物是足量甚至超量的，消耗却不足，人体代谢失衡，多余的热量就会在体内以脂肪的形式储存起来，最终导致超重或肥胖。

● 超重或肥胖与尿酸的关系

肥胖既是痛风发病的危险因素，又是痛风发展的促进因素，且肥胖者的血尿酸水平通常高于正常人。那么，肥胖会导致哪些问题呢？

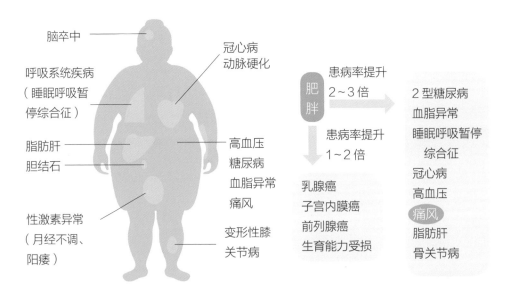

痛风是尿酸合成增多或排泄异常所致的疾病。而肥胖对于尿酸合成与尿酸排泄都有不利影响。

合成增加： 脂肪在人体内可以分解成脂肪酸，有利于肝脏中尿酸和甘油三酯的合成，升高血尿酸和血脂。

排泄减少： 超重与肥胖、运动量不足、代谢异常都能引起胰岛素抵抗，使尿酸重吸收增加。另外脂肪代谢会生成酮体等，导致肾脏对尿酸的排泄变少。

● 如何计算自己每天所需总热量

每天所需总热量=标准体重(千克)× 每天每千克标准体重需要的热量(千卡)

成人热量供给标准(单位:千卡/千克)

劳动强度	消瘦	体重正常	超重或肥胖
轻体力劳动	35	30	20 ～ 25
中等体力劳动	40	35	30
重体力劳动	40 ～ 45	40	35

例如,王先生,58岁,身高170厘米,体重70千克,从事办公室工作,患痛风4年。

王先生的体重评价:BMI=70÷1.70^2≈24.2,属于超重。王先生的标准体重=170-105=65千克。办公室工作为轻体力劳动,每天所需热量为20～25千卡/千克。王先生每天所需总热量=65×(20～25)=1300～1625千卡,取中值约1500千卡/天。

● 确定主食量

主食即富含碳水化合物的食物,如大米、面粉、玉米等,是全天食物中热量的主要来源。可根据个人每天所需热量来决定主食的摄入量。

1200 千卡	约为 150 克
1300 千卡	约为 175 克
1400 千卡	约为 200 克
1500 千卡	约为 225 克
1600 千卡	约为 250 克
1700 千卡	约为 275 克
1800 千卡	约为 300 克
1900 千卡	约为 325 克
2000 千卡	约为 350 克
2100 千卡	约为 375 克

● 确定副食量

副食是指除了主食外,用来下饭的蔬菜、肉类、豆类及其制品、蛋、奶、水果等。

蔬菜类	300～500 克
水果类	200～350 克
畜禽肉	40～75 克
水产品	40～75 克
蛋类	40～50 克
豆类及其制品	50～100 克
奶及奶制品	300～500 克
油	25～30 克

◉ 早、中、晚三餐热量摄入比以 3∶4∶3 为宜

合理搭配好每天的三餐，对控制痛风是非常重要的。

热量分配：中国营养学会建议的一日三餐的热量分配比例是早餐占全天总热量的30%，午餐占40%，晚餐占30%，即早、中、晚三餐热量占比为3∶4∶3。

三大营养素分配：碳水化合物供能要占总热量的50%～65%，蛋白质占10%～15%，脂肪占20%～30%。

注：痛风患者可以在正常的三餐间再加入2～3餐，加餐并不是正餐，不需要太多的主食、副食的配合，简单的水果、奶类和蛋类就行。

早餐必须要改进的常见搭配

蔬菜 + 水果

早餐只吃蔬果，虽然可以提供丰富的维生素和膳食纤维，但是会导致热量和蛋白质摄入不足，对身体健康不利。

清粥 + 小菜（咸菜、腐乳等）

这样的早餐除了提供热量外，缺乏痛风患者所需的蛋白质和维生素等营养。另外，咸菜含盐量过高，不利于痛风患者的身体健康。要想达到健康早餐的标准，可以在煮粥时加一些杂豆，并将咸菜换成炒青菜、凉拌蔬菜等。

奶油面包 + 牛奶

奶油面包不论咸或甜，油脂和糖分含量都不少。糖分太多，会令血糖很快上升但又很快下降，因此很难维持一上午精力充沛。痛风患者不妨把奶油面包换成全麦面包，将黄瓜、生菜、番茄等切片夹在面包中食用，以摄入更多营养。

汉堡 + 饮品

汉堡主要是由肉、蔬菜和面包制作而成，虽然看似营养丰富，但热量和油脂较高，因此最好不吃，或者一个星期最多吃一次。痛风患者吃的时候可以搭配一杯鲜果汁，这样有干有稀，营养也更均衡。

午餐要热量足、多蔬果

上午的热量消耗加上下午的热量需求，午餐的重要性可想而知。最好要吃3种以上的蔬菜，这样能够保证摄入充足的维生素、矿物质和膳食纤维。下午茶时间可以选择一些水果当零食，适当进食。主食和副食可以按照科学配餐的原则挑选几种，相互搭配食用。

自带午餐建议

带 3 个盒子：一个装主食，最好粗细搭配，如 2/3 份米饭加一小块蒸红薯；一个装需要加热的菜肴，荤素比例 1：2，蔬菜尽量多装；一个装水果或凉菜。

点外卖建议

1 不要贪便宜，发现食材不新鲜、太油腻或太咸就换一家。
2 可以选蔬菜多、肉类和米饭少的套餐。留点肚子吃点水果，餐后可泡杯茶喝，以补充钾和维生素 C。

快餐建议

1 注意尽量少选煎炸食品，要选择分量较小的套餐，饮料选择无糖豆浆、牛奶或红茶，不要选择甜饮料。
2 选中式快餐时，要配一些凉拌蔬菜和杂粮粥。比如"菜肉包 + 玉米糊 + 花生米拌菠菜"的组合就比较合理。

餐厅拼餐建议

1 多点凉菜和蒸煮炖菜，少点炒菜，不点油炸菜。中餐厅的凉菜有很多少油品种，如大拌菜、大丰收等能提供多种蔬菜。清蒸类、白灼类等也比较清淡。
2 如果四个人点四个菜，以冷热两个蔬菜、一个冷荤、一个炖煮荤素搭配菜为好。

晚餐要清淡，吃七成饱

晚餐吃得太多，尤其是摄入过多肉类，体内的尿酸就会越积越多，夜间易诱发痛风急性发作，所以建议素菜和荤菜的比例为 7：3，吃七成饱为宜。

逆转认知 12 重视喝水细节，排出更多尿酸

对于痛风患者，医生一般告知其要多喝水，这是为什么呢？喝水又有什么讲究呢？

◉ 痛风患者需要多喝水的原因

1.发生痛风的原因是尿酸盐结晶沉积在关节及肾脏等部位，而沉积的尿酸盐结晶有很大的特性——溶于水（水溶性），多喝水，水进入血液和组织中，会溶解尿酸盐结晶。

2.喝水多，排尿多，有助于尿酸排出体外。

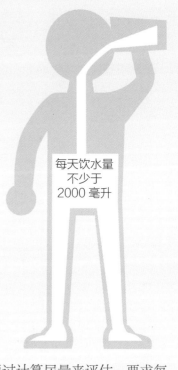

每天饮水量
不少于
2000毫升

◉ 痛风患者每天应喝多少水

中华人民共和国卫生行业标准《高尿酸血症与痛风患者膳食指导》里明确指出：高尿酸血症与痛风患者需要充足饮水（包括茶水和咖啡等），每日至少2000毫升。

要注意以下几点。

（1）不同的天气，饮水量不同，夏天气温高，出汗多，每日饮水2000毫升肯定不够，这时应通过计算尿量来评估，要求每日的尿量在2000毫升以上，一般来说，一次尿是200毫升，那么每日去厕所10次。

（2）不要暴饮，要主动饮水，不要等渴的时候再饮水。

（3）血压高、心功能和肾功能不良者，除不能暴饮外，还不能过量饮水，以防加重心肾负担，含钠多的苏打水要限制。

◉ 喝水的时间有讲究

一天有四个饮水最佳时间段，即早上起床后到早餐前30分钟、两餐之间及晚餐后45分钟到睡觉前。不要在饭前和饭后立即喝水，防止冲淡胃液，影响消化。睡前喝水对防止尿路结石很好，有尿路结石者夜间加喝一次水更好。

◉ 喝水时间安排

早上 6 点半
喝什么 白开水
早起一杯水，帮助机体排毒

上午 9~10 点
喝什么 淡茶水
利尿、排尿酸

上午 11 点
喝什么 白开水
补充水分，放松心情

下午 1 点
喝什么 白开水
饭后半小时一杯水，帮助消化

下午 3 点
喝什么 淡茶水
利尿、排尿酸

晚上 7 点
喝什么 淡茶水
利尿、排尿酸

下午 5~6 点
喝什么 白开水
增加饱足感，防止晚饭过量

晚上 9 点
喝什么 白开水
补充夜晚的需要

饮食改善痛风计划，开启健康饮食新生活

（第一步）限制嘌呤——搞清食物嘌呤含量，做到心中有数

根据食物嘌呤含量的不同，可以将食物分为低嘌呤食物、中嘌呤食物、高嘌呤食物。其中低嘌呤食物嘌呤含量低于 25 毫克 /100 克，中嘌呤食物嘌呤含量为 25~150 毫克 /100 克，高嘌呤食物嘌呤含量为 150~1000 毫克 /100 克。

高尿酸血症与痛风患者可以多吃低嘌呤食物，正常吃中嘌呤食物，少吃高嘌呤食物。

低嘌呤食物（＜ 25 毫克 /100 克）

分类	常见食物名称
谷类及其制品	挂面、薏米、黄米、小麦粉、玉米面、玉米面发糕、小米等
薯类、淀粉及制品	红薯（紫心、红心）、土豆、木薯（红心）、土豆淀粉、拉皮、粉条等
干豆类及其制品	豆浆（5% 或 2.5%，无糖）等
蔬菜类	胡萝卜、白萝卜、四季豆、西葫芦、番茄、丝瓜、茄子（紫皮，长）、苦瓜、黄瓜、柿子椒等
菌藻类	鸡腿菇（鲜）、榛蘑（鲜）、海带根等
水果类	苹果、梨、杨梅、菠萝、香蕉、西瓜等
奶及奶制品	牛奶、奶酪、奶粉、酸奶等
蛋类及其制品	鸡蛋、鹅蛋、鹌鹑蛋等
鱼虾蟹贝类	干鲍鱼（发后）、鲜海参、干海参（发后）、燕窝、海蜇丝等
调味品类	香醋、陈醋、米醋、番茄酱等

中嘌呤食物（25~150毫克/100克）

分类	常见食物名称
谷类及其制品	花卷、麻花、煎饼（大米味、玉米味）、馒头、油饼、烧饼、黑米、糯米、大米、香米、糙米、红米、大麦、燕麦、荞麦等
干豆类及其制品	豆腐干、纳豆、内酯豆腐、北豆腐、豆浆（20%或15%，无糖）、白芸豆、花芸豆等
蔬菜类	豌豆、豆角、豇豆、菜花、香椿、黄花菜（干）等
菌藻类	银耳（干）、平菇（鲜）、鸡腿菇（干）、金针菇（鲜）、口蘑（鲜）、木耳（水发）、香菇（鲜）等
坚果种子类	榛子（熟）、松子（熟）、开心果（熟）、腰果（熟）、花生米（熟）、白芝麻（熟）、南瓜子（熟）、黑芝麻（熟）等
畜肉类及其制品	猪肉、猪蹄（熟）、火腿罐头、猪血、牛肉干、牛肉、羊肉（生）、兔肉（熟）等
鱼虾蟹贝类	草鱼、金枪鱼、武昌鱼、鲤鱼、鳕鱼、多宝鱼、大闸蟹（熟）等
速食食品	水饺（三鲜馅）、包子（羊肉萝卜馅）等
调味品类	海鲜酱油、豆瓣酱、葱味虾酱、颗粒花生酱等

高嘌呤食物（>150毫克/100克）

分类	常见食物名称
干豆类及其制品	黄豆、黑豆、绿豆、红豆、腐竹、豆腐皮等
菌藻类	香菇（干，花菇）、竹荪（干）、姬松茸（干）、猴头菇（干）、木耳（干）、紫菜（干）、海苔等
畜肉类及其制品	肥肠（熟）、猪肝、猪肺、猪肾、猪肚（熟）、羊肝、鸡肝、鸡心、鸭肠（熟）、鹅肝
鱼虾蟹贝类	鲅鱼、黑鱼、三文鱼、黄花鱼、牡蛎、扇贝、鱿鱼等
调味品类	鸡精、酵母（干）等

注：以上数据来源于《中国食物成分表标准版》第6版 / 第二册。

改变口味——减盐、减糖、减油

《中国居民膳食指南科学研究报告》（2021）的证据显示，高盐、高糖、高油都是与主要健康结局风险提高相关联的膳食因素。相关数据显示，中国大部分地区的膳食模式都偏向高盐、高糖、高油。从 2002 年、2012 年、2015 年我国居民营养与健康状况监测分析，我国以浙江、上海、江苏等地为代表的江南地区膳食模式（少油、少盐，口感清淡）可作为东方健康膳食模式的代表。具有这一膳食模式特点的人群，预期寿命比较高，超重、肥胖、2 型糖尿病、代谢综合征等疾病发生的风险也较低。高尿酸血症与痛风患者饮食上可参考江南地区膳食模式，做到减盐、减糖、减油。

◉ 减盐：每天摄入不超过 5 克

盐中的钠可以促使尿酸盐沉积，因此每天要严格控制盐的摄入量，一般每天摄入量不超过 5 克。很多调味品中都含盐，除了食盐，还有味精、酱油、番茄酱等，所以不能只看食盐的量。

◉ 教你 4 招，吃盐不超标

**招式一
学会量化**

使用限制盐量的勺罐，慢慢减少用量。有的家庭习惯了食用高盐的食物，一下子将盐的摄入量降到规定范围可能会不适应，可以逐步递减。居家烹饪时不能单纯地按每人每天 5 克来计算，还要考虑到家里是否有老人、孩子以及某些特殊群体（如高尿酸血症、痛风、高血压患者等）。还有一点也要注意，一日三餐的用盐量应该按照 3∶4∶3 的比例来计算，如果是一个人，早餐、晚餐最多用盐量分别为 1.5 克，午餐最多为 2 克。除此之外，酱油、味精、番茄酱、豆瓣酱中也都含有盐，如果烹饪时经常用到这些调味品，也应适当减少用量。

1 小匙（5 克）
含有 5 克盐

1/2 大匙（9 克）
含有 3 克盐

1 大匙（18 克）
含有 2.9 克盐

1 大匙（18 克）
含有 0.5 克盐

| 招式二
替代法 | 多用柠檬汁、姜、醋等调味，养成新的饮食习惯，以减少食盐及含盐调味品的使用量。 | 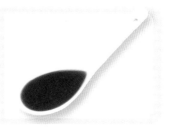 |

| 招式三
换种烹饪方式 | 多采用煮、蒸、烤等烹饪方式，用这些烹饪方式做出来的食物能保留食材本身的味道。 | 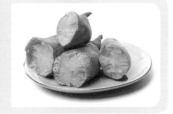 |

| 招式四
拒绝高盐零食 | 尽量不吃或少吃果脯蜜饯类、干果类、肉类及豆类加工零食。这些零食含盐量极高，不建议高尿酸血症与痛风患者食用。 | 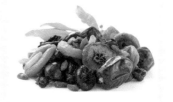 |

● 减糖：添加糖每天摄入不超过 50 克

什么是添加糖？添加糖就是人工加入食品中的糖类，有甜味，包括单糖和双糖，常见的有葡萄糖、蔗糖（如冰糖、红糖、白糖等）、果糖、果葡糖浆等。

有证据表明，限制添加糖的摄入量，可降低超重、肥胖、龋齿的发生风险。世界卫生组织和中国营养学会都建议每天添加糖的摄入量不要超过 50 克，最好不超过 25 克。

名字里不带"糖"的糖

很多食品在宣传的时候喜欢用"无糖"这两个字来博取眼球，却添加了一些大众不熟悉的"糖"，如果葡糖浆、果糖等，这类食品也要避免食用。

还有一些食品宣传的时候号称"无添加糖"，但是能在它们的配料表里发现蜂蜜、浓缩果汁等。

即使是"无糖"食品，也会添加麦芽糊精改善口感，而麦芽糊精对肠道菌群有负面影响。

名字里带"糖"的非糖

聚葡萄糖、低聚木糖、低聚果糖、低聚半乳糖等有的是甜的，有的不是甜的，它们都不能被人体消化吸收，只能被肠道菌群利用，可调节肠道健康，对健康无不利影响。

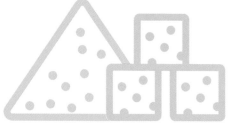

木糖醇、麦芽糖醇等有甜味，但很难被人体吸收，代谢产生的热量也少，对人体几乎无不利影响。

◉ 减油：每天摄入 25~30 克

坚持每天严格控制用油量

25~30 克食用油有多少，我们以每家每户都会用的小汤勺来算，相当于 2.5~3 汤勺。如果家里有量大米的量杯，上面标有刻度，也能估算出具体量。建议选择有刻度的控油壶，对用油量做到心中有数。

减油的方法

1 **使用控油壶**。把全家一天使用的烹调油倒入有刻度的控油壶中，炒菜时从壶中取用，这样就容易控制每天的用油量。

2 **改变烹饪方法**。由于我国大多数菜都和油相关，所以很多人都容易摄入过量的油。尝试少用炸、炒、煎、爆等烹饪方法，改用蒸、煮、水滑、拌等烹饪方法。如果必须用到油，用煎代替炸。

3 **不喝菜汤**。因为菜汤里会有一部分油，所以即便这道菜再美味，也不能喝菜汤。

4 **减少在外就餐次数**。很多人喜欢在外就餐，但是餐馆的饭菜一般油都很重，特别是鱼香茄子、辣子鸡丁等用油量很大。此外，餐馆用的油品质参差不齐，所以无论如何都要减少外出就餐次数。

5 **控制反式脂肪酸摄入量**。一些沙拉酱、蛋糕、饼干、膨化食品等含油量很大，应尽量少吃。

第三步 安排一日三餐搭配

● 早餐——营养全面，好吸收

早餐是一天中很重要的一餐，不用吃得特别多，但是要营养价值高。尽量选择优质蛋白质，如肉、蛋、奶，这样能让你一天充满精力，提高学习或工作效率，这对控制尿酸也有帮助。

早餐要定时定量

早餐时间通常在早上 6:30~8:30，早餐不能吃得太晚，否则会影响午餐。

早餐不能吃得太少，因为早餐提供的热量占全天总热量的 30%。假设某尿酸偏高患者每天应吃主食 250 克，那么他的早餐主食应是 75 克。

早餐种类要丰富

谷类、动物性食物（如肉、蛋）、奶及奶制品、蔬果是一份优质的早餐所必需的。这 4 种食物早餐应至少提供 3 种，这样才能保证营养充足；如果只有 2 种或 1 种，甚至不吃早餐，则可能导致营养不足。

早餐搭配要合理

因为碳水化合物消化得快，而蛋白质、脂肪消化得慢，碳水化合物、蛋白质和脂肪三者的供能比例应接近 5：3：2，这样能很好地满足人体耗能需求，也能在吃过早餐之后保证对人体持续供能 4 小时。

早餐不仅要做到凉热搭配，还要做到干稀搭配。

假设有一位尿酸偏高的患者，每天所需热量是 1500 千卡，那么他的理想早餐是：250 毫升牛奶 +2 片全麦面包（标准粉 25 克）+1 个煮鸡蛋 +50 克凉拌芹菜。

其他食物推荐：

主食类： 肉包子、素包子、蔬菜三明治等。

副食类： 豆腐脑、麦片粥、无糖豆浆、原味酸奶、凉拌黄瓜、炝芹菜等。

● 午餐——供能足，营养足

午餐是一天当中最重要的一餐，有的群体下午工作时间比上午长 1~2 小时甚至更多，所以一天中午餐吃得最多，这样下午供能才会充足，不至于还没下班就饥肠辘辘。尿酸偏高的人要更加重视午餐。

午餐要定时定量

午餐的最佳时间是 11:30~12:30，早餐吃得晚的要适当往后顺延，一般两餐之间的间隔在 4~6 小时比较合适。而且所用时间也要控制在 30 分钟。

午餐所提供的热量应占全天总热量的 40% 左右。

午餐种类要丰富

按照《中国居民膳食指南（2022）》的建议，每天摄入的食物种类至少应为 12 种。吃午餐之前要想一下早餐吃了什么，避免选择与早餐相同的食物，想一想肉、蛋、奶、蔬菜、水果是不是都吃到了，要保证午餐的食物种类在 4 种以上。

蔬菜热量低，摄入要充足

蔬菜热量很低，特别是有利尿作用的蔬菜可以足量摄入。绿叶类蔬菜嘌呤含量比冬瓜、黄瓜高，但是营养物质含量丰富，尿酸偏高者也应足量摄入，保证每天摄入 300 克以上。

另外，因为嘌呤能溶于水，可以将蔬菜略焯一下再加工，如果蔬菜中含有草酸，焯水也能减少其含量。

午餐推荐

最佳搭配：一荤一素、一菇一豆、一谷一汤

主食： 刀削面、臊子面、蒸饺等。

副食： 鸡腿菇炒青菜、番茄炒茄子、青椒鸡蛋、番茄蛋花汤、海带排骨汤、西湖牛肉羹等。

◉ 晚餐——低油、好消化

晚上睡眠的时候需要的热量不高，所以晚餐不用吃太多东西。晚上肠胃蠕动也变慢了，如果睡眠时肠胃中还有大量食物没有被消化掉，势必会加重肠胃负担。高尿酸血症和痛风患者要特别注意。

晚餐时间要规律
建议每天晚餐时间在
18:00~19:00。

七成饱即可
晚餐只吃七成饱，血尿酸就不会增加特别多，也不会加重肾脏负担，吃到没有饥饿感又没有明显饱腹感时即可。

晚餐宜低热量，少油腻
因为脂肪、蛋白质含量高的食物在肠胃停留时间很长，晚餐如果摄入太多此类食物，不仅会影响睡眠，还会有患高血压、冠心病的风险。

晚餐要求吃得早、吃得素，还要吃得少。
主食类：青菜面、素包子、杂粮饭、菜团子等。
副食类：笋丝菠菜、凉拌黄瓜、醋熘白菜、黑米粥、小米粥、蔬菜蛋花汤等。

补充蔬菜和杂粮
早餐和午餐可以吃到的食材有限，因此晚餐要吃点前面两餐没有吃到的食物，特别是杂粮类，晚餐一定要摄入。

备好外出就餐小方案

饮食文化是我国很重要的文化之一，人们会经常在外就餐。高尿酸血症及痛风患者在就餐前、就餐时、就餐后都有一些需要注意的事项，把这些牢记于心，尿酸就不容易升高。

◉ 就餐前

每个人总会有几个逃不掉的饭局，如果同事或朋友请客吃饭，一定要提前告知对方自己尿酸高，让对方在选择菜品时能多站在自己的角度考虑。

掌握选餐馆的主动权

特别是大型聚餐，在选择餐馆的时候一定要多提建议，因为自己是特殊人群，朋友和同事也会特别照顾。避免选择以肉类食物为主的餐馆，如牛肉馆、羊肉馆等。应选择菜品丰富、口味清淡的餐馆。

火锅选清汤，蘸料也要清淡

很多公司外出聚餐喜欢吃火锅。如果不可避免地要吃火锅，尿酸偏高者一定要选择清汤或番茄锅底，避免选择菌汤、麻辣锅底。蘸料也要清淡，不要选择重油、辛辣蘸料。

点菜时掌握部分主动权

点菜时选择1～2个自己能吃，大多数人也不会拒绝的菜品，点完之后嘱咐服务员一定要少油少盐，特别是自己选择的菜。如果烹饪时会用到糖，也要建议少糖。

忌啤酒、甜饮料，宜白开水

尿酸偏高的人不宜喝酒，特别是啤酒，所以点菜时不要给自己点啤酒，甜饮料也不要点，白开水或纯净水即可。

● 就餐时

尿酸偏高的人看到桌子上丰盛的佳肴，千万不要乱了阵脚，要时刻注意哪些能吃，哪些不能吃，记住以下几点，能很好地避免尿酸升高。

控制肉类的摄入量

动筷之前先想一下哪些是高嘌呤的，哪些是中嘌呤的，哪些是低嘌呤的，高嘌呤的要少量吃，中嘌呤的要适量吃，低嘌呤的可足量吃，牢记这些饮食要求，控制好自己的手和嘴巴。

控制饭菜的总量

聚餐一般都是在晚上，而且会吃得比较晚，因此一定要控制好总量，蛋白质和脂肪含量高的食物要少吃，不能看见好吃的就控制不住自己，胡吃海喝，避免晚上已经入睡了，肠胃还在努力地消化晚餐的食物，不仅对肠胃不好，对尿酸控制也不利。

拒绝"假素菜"

"假素菜"本身是素菜，但却在烹饪时使用了大量的油，例如红烧茄子、地三鲜、油焖豆角、干锅土豆片、干锅菜花等。要多吃保留菜品本身色泽、味道的素菜。

拒绝劝酒

如果有人劝你喝酒，一定要告知对方自己尿酸高，医生嘱咐不能饮酒，拒绝一切花式劝酒。

● 就餐后

痛风多在晚上发作，严重影响患者睡眠，有一些实用的方法可以帮到痛风患者。

睡前不憋尿

睡觉之前不排尽尿，尿液经浓缩，尿酸可能会以尿酸盐结晶的形式析出，容易在肾脏沉积，导致肾结石，诱发肾脏病变，也会增加患慢性肾衰竭的风险。

适当做有氧运动

饭后半小时，高尿酸血症或痛风患者可以适当做些有氧运动。最简单的有氧运动就是散步，可以选择慢速散步或快速散步，慢速散步要求每分钟走 60~90 步，快速散步要求每分钟走 80~100 步，慢速散步每次持续 30~60 分钟即可，快速散步每次持续 15~30 分钟即可。其他的一些有氧运动，比如骑车、游泳等也都可以尝试。

睡前注意保暖

脚是人体的"第二心脏"，足部健康关系到全身健康。特别是秋冬季节，就餐结束之后一定要注意保暖，避免因为脚部受寒导致尿酸盐在此处沉积。晚上睡觉不喜欢盖被子或蹬被子的患者，要特别注意。

适当做关节操

痛风性关节炎在各个关节处都可能发病，因此建议尿酸偏高的人群常做关节操，防止关节蜷缩、肌肉萎缩，也有利于维持关节的基本功能。太极拳就是适合高尿酸血症和痛风患者锻炼的关节操之一，就餐后可锻炼 30 分钟。太极剑、老年迪斯科、健美操等也可以尝试。

制订并实施 2 周三餐计划

为了帮助高尿酸血症和痛风患者更好地控制尿酸水平，贴心制订了 2 周三餐计划，其中还包括下午的加餐，该餐谱可循环使用 6 个月。餐谱制订的原则为：多低嘌呤食物，适量中嘌呤食物，少高嘌呤食物。希望在此餐谱的帮助下，能有效助力患者远离痛风性关节炎。

第 1 周（素食餐谱）

周一

早餐	蔬菜玉米饼（鸡蛋 1 个，玉米面粉、胡萝卜各 50 克），凉拌三丝（土豆、白菜、柿子椒各 50 克），牛奶燕麦粥（牛奶 200 毫升，燕麦 30 克）
午餐	彩椒拌面（面条 50 克，彩椒 30 克），芹菜炒土豆（芹菜 100 克，土豆 150 克），紫甘蓝拌豆芽（紫甘蓝 150 克，绿豆芽 50 克）
加餐	薏米柠檬水（薏米 30 克，柠檬 10 克）
晚餐	二米饭（大米、小米各 25 克），番茄炒蛋（鸡蛋 1 个，番茄 200 克），凉拌黄瓜（黄瓜 100 克），蒜蓉茄子（茄子 200 克，大蒜 20 克）

周二

早餐	紫薯南瓜馒头（紫薯、南瓜、面粉各 50 克），牛奶小米粥（牛奶 300 毫升，小米 20 克），凉拌苦瓜（苦瓜 200 克），西葫芦炒鸡蛋（西葫芦 100 克，鸡蛋 1 个）
午餐	二米饭（大米、小米各 25 克），洋葱炒土豆（洋葱 100 克，土豆 150 克），蒜香茼蒿（茼蒿 100 克，大蒜 20 克），手撕圆白菜（圆白菜 200 克）
加餐	薏米莲子雪梨汤（薏米、莲子各 10 克，雪梨 50 克）
晚餐	菠菜鸡蛋面（菠菜 20 克，面粉 50 克，鸡蛋 1 个），蒜蓉冬瓜（冬瓜 200 克，大蒜 20 克），山药炒芥蓝（山药 200 克，芥蓝 100 克）

周三

早餐	蒸红薯（红薯 200 克），牛奶小米粥（牛奶 300 毫升，小米 30 克），鸡蛋羹（鸡蛋 1 个），核桃仁拌西芹（核桃仁 20 克，西芹 100 克）
午餐	双色花卷（南瓜、面粉各 50 克），玉米汁（玉米 150 克），青椒炒山药（柿子椒 200 克，山药 100 克），凉拌白菜心（白菜 100 克、胡萝卜 30 克）
加餐	哈密瓜蔬果饮（哈密瓜 100 克，橙子、青菜各 50 克）
晚餐	二米饭（大米、黑米各 25 克），番茄炒茄丁（番茄 100 克，茄子 150 克），黄瓜鸡蛋汤（黄瓜 100 克，鸡蛋 1 个）

周四

早餐	莲子薏米粥（莲子10克，薏米20克，大米30克），牛奶馒头（牛奶150毫升，面粉50克），凉拌素三丝（黄瓜、白菜、胡萝卜各100克）
午餐	二米饭（大米、小米各25克），土豆炖萝卜（土豆150克，青萝卜50克），葱油萝卜丝（白萝卜300克，葱丝20克）
加餐	苹果白菜柠檬汁（苹果150克，白菜心100克，柠檬25克）
晚餐	红薯粥（红薯50克，大米25克），洋葱炒鸡蛋（洋葱200克，鸡蛋1个），凉拌苋菜（苋菜100克），青椒炒圆白菜（柿子椒100克，圆白菜150克）

周五

早餐	山药粥（山药50克，大米30克），醋熘土豆丝（土豆200克），南瓜花卷（南瓜100克，面粉50克）
午餐	豆角拌面（豆角150克，面粉50克），凉拌彩椒（柿子椒、红彩椒各50克），蒜蓉冬瓜（冬瓜300克，大蒜20克）
加餐	牛奶杏仁露（牛奶300毫升，杏仁10克）
晚餐	番茄鸡蛋面（鸡蛋1个，番茄、面粉各50克），蒜蓉空心菜（空心菜200克，大蒜20克），紫甘蓝拌豆芽（紫甘蓝150克，绿豆芽50克）

周六

早餐	牛奶燕麦粥（牛奶300毫升，燕麦30克），鸡蛋土豆三明治（鸡蛋1个，土豆50克，全麦面包2片），双色菜花（西蓝花、菜花各100克）
午餐	紫薯花卷（紫薯、面粉各50克），多彩蔬菜羹（油麦菜50克，胡萝卜30克，彩椒20克），凉拌苦瓜（苦瓜300克）
加餐	薏米柠檬水（薏米40克，柠檬10克）
晚餐	绿豆百合粥（大米25克，百合、绿豆各10克），蔬菜玉米饼（鸡蛋1个，玉米、面粉、胡萝卜各50克），凉拌三丝（土豆、白菜、柿子椒各50克），黄瓜炒鸡蛋（黄瓜100克，鸡蛋1个）

周日

早餐	山药八宝粥（山药50克，大米30克，薏米、绿豆、莲子各10克），蒜蓉西蓝花（西蓝花200克，大蒜20克），麻酱馒头（芝麻酱20克，面粉50克）
午餐	南瓜薏米饭（薏米20克，南瓜、大米各50克），番茄炒茄丁（番茄100克，茄子150克），萝卜汤（白萝卜100克）
加餐	水果捞（香蕉、苹果各30克，酸奶200毫升）
晚餐	二米饭（大米、小米各25克），百合蒸南瓜（百合10克，南瓜150克），素炒芹菜（芹菜100克），丝瓜鸡蛋汤（丝瓜100克，鸡蛋1个）

第2周（日常餐谱）

周一

早餐 鸡蛋番茄三明治（鸡蛋1个，番茄50克，全麦面包2片），牛奶小米粥（牛奶100毫升，小米30克），双色菜花（西蓝花、菜花各100克）

午餐 红豆玉米饭（红豆、玉米各20克，大米50克），瘦肉炒圆白菜（猪瘦肉50克，圆白菜100克），凉拌莴笋胡萝卜（莴笋100克，胡萝卜150克）

加餐 坚果（核桃2个，大杏仁10克）

晚餐 小米百合粥（小米30克，百合10克），玉米面发糕（玉米面75克），清蒸鲈鱼（鲈鱼50克）

周二

早餐 南瓜馒头（南瓜100克，面粉50克），凉拌三丝（土豆、胡萝卜、柿子椒各50克），牛奶燕麦粥（牛奶200毫升，燕麦20克）

午餐 二米饭（大米、小米各25克），羊肉炖萝卜（羊肉50克，白萝卜200克），腰果拌西芹（腰果30克，西芹200克），番茄茄丁（番茄、茄子各100克）

加餐 苹果玉米沙拉（苹果50克，玉米30克）

晚餐 油菜面（面粉50克，油菜100克），丝瓜炒鸡蛋（丝瓜100克，鸡蛋1个），苦瓜炒鸡片（苦瓜100克，鸡胸肉50克），白菜拌海蜇皮（海蜇皮50克，白菜200克）

周三

早餐 小白菜清汤面（小白菜20克，面粉50克），肉末蒸蛋（猪瘦肉20克，鸡蛋1个），凉拌双耳（干木耳、干银耳各5克），清蒸草鱼（草鱼50克）

午餐 什锦饭（大米、小米各25克，甜豌豆、牛肉各30克，胡萝卜丁20克），蔬菜沙拉（生菜30克，苦菊10克，黄瓜、紫甘蓝各20克，黑芝麻5克），番茄烧牛肉（番茄200克，牛瘦肉50克）

加餐 水果捞（橙子、香蕉、草莓各20克，酸奶100毫升）

晚餐 蔬菜玉米饼（玉米、面粉、韭菜、胡萝卜各50克），蒜蓉茄子（茄子100克，大蒜20克），冬瓜鹌鹑蛋汤（冬瓜100克，鹌鹑蛋3个）

周四

早餐	菠菜猪肝粥（大米、菠菜各 20 克，猪肝 30 克），茄子馅包子（面粉 120 克，茄子 100 克），蒜香海带丝（海带 100 克，大蒜 20 克）
午餐	二米饭（大米、小米各 25 克），苹果炒鸡柳（苹果、鸡胸肉各 100 克），土豆片炒青椒（土豆 150 克，柿子椒 100 克），冬瓜肉丝汤（猪瘦肉 50 克，冬瓜 100 克）
加餐	牛奶杏仁露（杏仁 10 克，牛奶 300 毫升）
晚餐	玉米粥（玉米、大米各 25 克），洋葱炒鸡蛋（洋葱 100 克，鸡蛋 1 个），百合蒸南瓜（百合 10 克，南瓜 100 克）

周五

早餐	红薯玉米粥（红薯、玉米各 25 克），肉末鸡蛋羹（鸡蛋 1 个，猪瘦肉 20 克），花生米拌菠菜（菠菜 200 克，花生米 50 克）
午餐	二米饭（大米、小米各 25 克），红烧鲤鱼（鲤鱼 100 克），冬瓜薏米海带汤（冬瓜 150 克，水发海带 50 克，薏米 20 克），双色菜花（西蓝花、菜花各 100 克）
加餐	牛奶核桃露（核桃 10 克，牛奶 300 毫升）
晚餐	小米面发糕（小米面 50 克），香菇炒油菜（香菇 50 克，油菜 200 克），山药炖鸡块（山药 200 克，鸡腿肉 50 克），凉拌萝卜丝（白萝卜 100 克，胡萝卜 50 克）

周六

早餐	猪肉韭菜饺子（猪瘦肉 50 克，韭菜、面粉各 100 克），小油菜汤（小油菜 100 克），木瓜鲜奶露（木瓜 200 克，牛奶 250 毫升）
午餐	二米饭（大米、小米各 25 克），醋熘白菜（白菜 200 克），青椒炒鸡蛋（柿子椒 200 克，鸡蛋 1 个），牛肉炖土豆（牛肉 50 克，土豆 100 克）
加餐	橙子（100 克）
晚餐	绿豆百合粥（大米 50 克，百合 10 克，绿豆 20 克），双色花卷（南瓜、面粉各 50 克），凉拌鸡丝（鸡胸肉、柿子椒各 50 克），蒜蓉苋菜（苋菜 200 克，大蒜 10 克）

周日

早餐	牛奶燕麦粥（燕麦 20 克，牛奶 250 毫升），双色花卷（南瓜、面粉各 50 克），腰果拌西芹（腰果 10 克，西芹 100 克）
午餐	鸡丝汤面（面粉 100 克，鸡胸肉 50 克），青椒炒莴笋丝（柿子椒、莴笋各 50 克），木耳炒猪血（猪血 300 克，柿子椒、水发木耳各 100 克）
加餐	柚子（100 克）
晚餐	绿豆米饭（绿豆 20 克，大米 50 克），菠菜拌藕丝（菠菜、莲藕各 50 克），肉片炒黄瓜（猪瘦肉 100 克，黄瓜 200 克）

第四章

合理运动，
改善新陈代谢降尿酸

运动促进代谢，改变体脂率，重塑健康

有氧运动是如何改变体脂率的

痛风可以发生在任何人身上，但胖人得病的概率更高。因为肥胖会引起内分泌系统紊乱，嘌呤代谢加速也可能导致血尿酸浓度增高，约有 50% 的痛风患者超过理想体重 15%。所以，肥胖是痛风的危险因素之一，减肥是治疗痛风的重要手段。

◉ 有氧运动帮你燃烧脂肪

运动分为有氧运动和无氧运动，其中有氧运动是预防多种疾病的首选，它有持续时间长、能增加耐力、脂肪消耗多、不积累疲劳的特点。常见的有氧运动有快走、慢跑、单车运动、划船、游泳、跳绳等。

中等强度有氧运动：心率应该达到最大心率的 50%～75%，可以燃烧相当多的脂肪，但是不代表时间越长燃脂会越多。

高强度有氧运动：心率应该达到最大心率的 75% 以上，可以燃烧更多热量，也就是说可以燃烧更多脂肪。

（注：最大心率可以通过 220 减去年龄计算得出。）

这里当然不是说低强度有氧运动无用，但在短时间内想要最大程度地燃烧脂肪，高强度有氧运动还是优先选项。

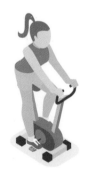 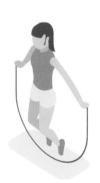 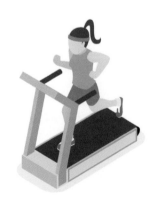

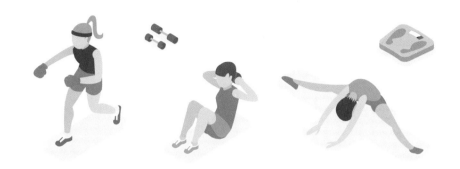

● 不同强度有氧运动的优点

要知道不同强度的有氧运动在什么情况下发挥作用，首先要知道目标心率的下限与上限。下限目标心率是最大心率的55%，而上限目标心率是最大心率的80%。

中低强度有氧运动	高强度有氧运动
* 对关节影响较轻，特别适合重度肥胖者及体质欠佳者 * 直接燃烧脂肪（不同于总热量），并可以持续较长一段时间 * 可以用于从集中训练体系中积极恢复	* 燃烧更多总热量以及消耗更多脂肪 * 提高代谢率（在训练期间及训练后） * 带来更多健身好处，比如耐久力、力量以及运动表现的增强 * 预防骨质疏松症

● 一张"热量消耗表"，对照练起来

运动医学专家认为，运动消耗人体内多少热量取决于下面因素。

1. 性别。同样的运动，男性消耗的热量比女性多，因为男性的基础代谢率比女性高得多。

2. 体重。同样的运动，体重重的人消耗的热量比体重轻的人多。

3. 运动项目。不同的运动项目，运动强度和运动量各不相同，消耗的热量也有很大差异。

30 分钟各项运动消耗热量表

运动项目	运动强度	66 千克男性 消耗热量 （千卡）	56 千克女性 消耗热量 （千卡）
步行	慢速	82.5	69.9
	中速	115.5	98.1
	快速	132	111.9
跑步	走跑结合	198	168
	慢跑	231	195.9
	快跑	264	224.1
自行车	12~16 千米/时	132	111.9
篮球	一般	198	168
	比赛	231	195.9
羽毛球	一般	148.5	126
	比赛	231	195.9
足球	一般	231	195.9
	比赛	330	279.9
跳绳	慢速	264	224.1
	中速	330	279.9
游泳	自由泳，仰泳	264	224.1
	蛙泳	330	279.9
	蝶泳	363	308.1
俯卧撑	中	148.5	126
瑜伽	中	132	111.9

注：该表格数据来源于《中国居民膳食指南（2022）》。

减脂增肌提高基础代谢率，降尿酸更轻松

痛风患者需要健身（运动），但不合理的运动方式可能对痛风患者有害。我们鼓励患者循序渐进，逐步提高运动强度，加长运动时间，并且以有氧运动为主。当然，这并不是说痛风患者就不能进行推举哑铃、卧推硬拉等健身动作，而是需要控制量，并做好饮水、碱化尿液等防护工作，最大程度地促进尿酸排泄，减少痛风发作。

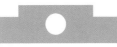

减脂增肌为什么会使身体更健康

1 研究表明，随着体脂率的增加，血脂、胰岛素抵抗、尿酸、骨代谢紊乱的风险逐渐增加；而肌肉量减少易导致骨质疏松及跌倒骨折。
2 增加肌肉量可提高基础代谢量。基础代谢量是指维持体温、呼吸和血液循环等身体基本功能时必须消耗的能量。

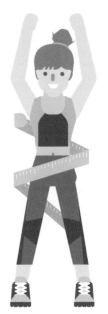

● 预防痛风，如何减脂增肌

无氧运动后进行有氧运动

在无氧运动训练后，乳酸堆积基本达到了顶峰，与此同时，尿酸也会最大限度地降低排出体外。所以一般健身教练都会嘱咐训练者，在无氧运动训练后进行 10～20 分钟或更长时间的有氧运动，减少因为乳酸升高而导致的尿酸排出不利（乳酸和酮体中的 β - 羟丁酸能竞争性抑制尿酸排泄）。

饮食不能过于荤腥，多搭配一些蔬菜

增肌时会食用大量的肉类，肉类被人体摄入后产生嘌呤，生成尿酸。摄入大量肉类还会导致人体尿素不断产生，给肾脏排泄带来压力，所以为了避免这种情况产生，饮食不能过于荤腥，搭配蔬菜，可以有效避免尿素过高。

注意频次，有规律地训练

肌肉是在休息中增长的。休息也可以留有足够的时间让尿酸被代谢掉。过多的训练会造成肾脏排泄压力过大，甚至会诱发肌肉分解（横纹肌溶解），而且频次过高的训练会导致尿酸过高，破坏肌肉细胞。

◉ 预防痛风的循环训练法

循环训练是一种综合训练模式，它将有氧运动和无氧运动结合在一起，不仅可以增强肌肉力量，塑造优美线条，还可以提高肌肉耐力，增强心肺功能。

进行循环训练时，健身者需要选择多个训练动作，这些训练动作可以是力量训练（例如深蹲、俯卧撑），也可以是有氧训练（例如跳绳、跑步）；接着，按照一定的顺序将这些动作排列在一起，依次进行，每个动作之间不休息或者少休息，所有动作完成算一个循环。

根据体能，健身者通常可以进行1～5个循环，每个循环之间休息1～3分钟。

选择适合自己的训练动作

这里我们拿徒手训练举例，不受时间、地点的限制。力量动作要以多关节训练为主，比如俯卧撑、徒手深蹲、弓箭步等；有氧动作可以选择跳绳、开合跳、高抬腿等。选择这些动作可以调动更多的肌肉群，并且更快地燃烧脂肪。

有氧动作有两种选择的方案：一是按照时间来制订，比如跳绳3分钟后进行下一个动作；二是按照次数来制订，比如跳绳100次后进行下一个动作。无氧动作有三种选择的方案：一是每个动作做到力竭，然后进行下一个动作；二是达到一定的次数后进行下一个动作；三是达到一定的时间后进行下一个动作。

循环训练举例

我们以两种运动举例，比如跑步和椭圆机运动，制订计划的时候可以以交替的形式来，先跑步15分钟，接着做15分钟的椭圆机运动。如果是多种运动也可以选择这样的方式。

交替式循环训练

训练动作	训练时间
跑步	15 分钟
椭圆机运动	15 分钟

跑步结束后，立即做椭圆机运动，做完算一次交替循环训练。

腹部标准循环训练

训练动作	训练次数 / 时间
剪刀腿	15 次
卷腹	15 次
坐姿两头起	15 次
平板支撑	45 秒

依次进行所有动作，做完算 1 轮。共进行 3~4 轮，每轮之间休息 1~3 分钟。

不同部位标准循环训练

动作顺序安排	训练动作	训练次数 / 时间
全身动作	立卧撑	10 次
下肢训练动作	箭步蹲	25 次
上肢训练动作	哑铃弯举	15 次
下肢训练动作	原地登山跑	30 秒
上肢训练动作	哑铃颈后臂屈伸	10 次
腹部训练动作	卷腹	20 次
腹部训练动作	俄罗斯转体	20 次

依次进行所有动作，做完算 1 轮。共进行 3~4 轮，每轮之间休息 2~5 分钟。

为什么剧烈运动会引起尿酸偏高

了解运动的开窗理论，选择适合痛风患者的运动

你是否有过这种体验：心血来潮去运动，结束后却出现嗓子疼、头疼、流鼻涕、咳嗽等症状？

人在突然进行高强度运动之后，有时会出现上呼吸道不适或感染的现象，这就体现了高强度运动后免疫力会降低的"开窗理论"。大量研究表明，超过90分钟的高强度运动会让运动者的免疫力降低15%～70%。

"开窗理论"认为在高强度、长时间的急性运动中或运动后的一段时间内激活了免疫功能，但随后伴有较长时间（3～72小时）的免疫功能削弱的"不应期"。

剧烈力竭性运动后，机体免疫系统被抑制的同时，抗感染能力被激活，却是暂时的。随着运动时间的延长，机体的疲劳感和呼吸道的感染率都有可能增加。

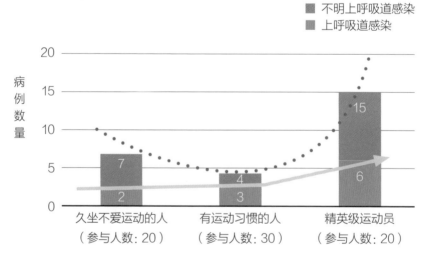

从上图我们可以看出，有运动习惯的人相比于久坐不爱运动的人更不容易生病，但是精英级运动员因为其高强度、高负荷、长时间的训练，相比于久坐不爱运动的人更容易生病。

◉ 经常剧烈运动，会使尿酸急剧升高

研究发现，剧烈或高强度运动时，肌肉的能源如磷酸肌酸会大量消耗，因此 ATP 大量分解，使嘌呤生成增多。

运动员身体活动比普通人多，而且强度高，这导致他们体内 ATP 的分解和细胞新陈代谢的速度比普通人更快。所以运动员体内生成的嘌呤更多，尿酸也随之增多。如果运动员的关节之前受过伤，就更容易诱发痛风发作，所以要格外注意。

此外，进行剧烈运动后，作为疲劳的代谢产物——乳酸会堆积在体内，和尿酸竞争排泄通道，阻碍尿酸的正常排泄，使尿酸不易排出，尿酸值于是急剧上升。人体的每一次行走，第一跖趾关节都要承重，如果尿酸过高，尿酸盐就容易沉积，第一跖趾关节受伤后，沉积的尿酸盐脱落，引起痛风急性发作。

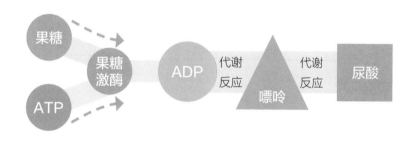

由此可见，剧烈运动或长时间体力劳动会引起血尿酸的暂时升高，这对于痛风患者控制病情、稳定血尿酸水平是有百害而无一利的。剧烈运动或过度运动容易引起疲劳，损伤关节，导致尿酸盐剥落，这也成为痛风急性发作的三大诱因之一。

所以，高尿酸血症和痛风患者不宜选择快跑、踢足球、打篮球、登山等剧烈运动项目，也不宜长时间进行俯卧撑等加强腹肌和背肌的运动及锻炼肌肉的器械运动，否则不仅易损伤关节，而且大量出汗带走水分，会使尿量减少，影响尿酸排出，引起痛风急性发作。

对高尿酸血症和痛风患者而言，正确的做法是选择适合自己的中低强度的有氧运动，并在运动后补充足够的水分，使血液中的尿酸溶解于尿液当中，并迅速排出体外。

◉ 痛风患者运动选择和自我保护

1.根据自己的运动水平，选择适合自己的运动项目，不要选择剧烈运动项目，否则会造成免疫力受抑制。

2.长期有规律的运动能提高机体细胞的抗氧化能力，增强抗氧化系统清除自由基的能力，抑制脂质过氧化反应；还可使机体心肺功能增强，组织氧利用率提高，从而减少因有氧氧化系统过度负荷和组织器官相对缺血缺氧所致的自由基生成。

3.运动后及时穿衣保暖，尤其是要注意核心区温度，最好在运动后穿上外套，以防在免疫力降低的"开窗期"受凉生病。

4.在运动后补充一定量的抗氧化剂，如维生素A、维生素E、维生素C、β-胡萝卜素、硒、辅酶Q10以及番茄红素等，以增强机体清除自由基的能力。但摄取抗氧化物质要适量，如果过量摄取，将会破坏机体清除自由基的能力，反而起不到良好的保护作用。

建议在运动后摄入多种类的蔬果。如果服用维生素补充剂，请严格按照下表中的推荐剂量服用，切勿大剂量超标服用。

抗氧化剂	功能	食物来源	每日摄入量
维生素A	维持良好视觉功能，健康的黏膜、皮肤、牙齿、身体组织所必需	动物肝脏、肉类、蛋类、牛奶、奶酪、西蓝花、胡萝卜、芒果等	男性：800微克 女性：700微克
β-胡萝卜素	在体内可转化为维生素A	红薯、胡萝卜、南瓜、菠菜、羽衣甘蓝、藜麦、甜菜、圆白菜等	6毫克
维生素E	免疫功能和代谢所需	坚果、小麦胚芽、玉米油等	14毫克
维生素C	促进健康的细胞发育、伤口愈合和抗感染	甜椒、桃子、西蓝花、哈密瓜、番茄、洋葱等	100毫克

适度的有氧运动为什么更适合痛风患者

很多痛风患者由于对运动认识的误区，不敢锻炼，长时间下来，出现关节活动度障碍，导致肌肉萎缩，进一步限制了患者的运动水平，从而严重影响患者的生命质量。

而适当做有规律的有氧运动，可以改善痛风患者受累关节的骨质破坏和肌肉萎缩，对关节周围软组织产生较多的塑性展长，恢复或改善软组织的弹性，同时也可改善关节活动度和功能，使得关节软组织更加健康，关节可以保持润滑和灵活，缓解关节和肌肉的疼痛，防止关节活动度障碍及肌肉萎缩。

有规律的有氧运动还能够促进全身血液循环，提高皮肤和血管的通透性，促进肌肉摄取血尿酸；同时血液循环加速延缓，减少尿酸盐在骨关节等处沉积的概率，阻碍高尿酸血症向痛风转化的进程，也有助于痛风的康复。

各类提升心肺功能的有氧运动

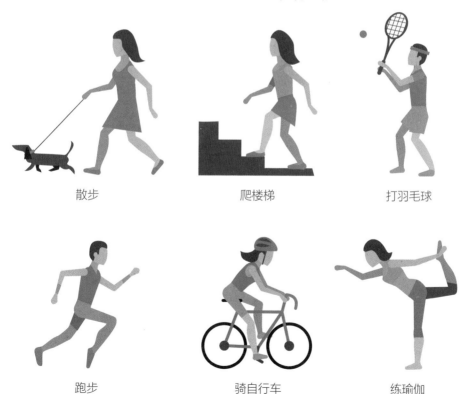

散步　　　　　　　　　爬楼梯　　　　　　　　打羽毛球

跑步　　　　　　　　　骑自行车　　　　　　　练瑜伽

◉ 正确散步——最便捷的有氧运动

提起散步，也许很多人会说，不就是走路吗？其实不然，散步也有许多"学问"，特别是对痛风患者来说，散步更是有"讲究"。

➡ 散步的形式

普通散步法 ◉ 步速 **60** ～ **90** 步 / 分　　每次走 **30** ～ **60** 分钟

快速步行法 ◉ 步速 **80** ～ **100** 步 / 分　　每次走 **15** ～ **30** 分钟

➡ 散步的注意事项

从慢速步行开始，持续时间以半小时为宜，走 2.5 千米左右，等身体慢慢适应之后，可有计划地增加运动时间和步行速度。

➡ 散步要领

> 散步 **15** 分钟（**60** 米 / 分钟）
> 消耗约 **40** 千卡热量

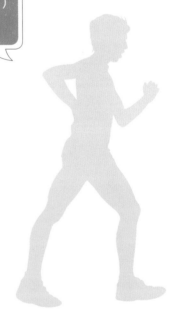

1　呼吸要自然，尽量做到呼气时稍用力，吸气时要自然。

2　伸直背肌笔直站立，肩部放松，目视远方。轻微收下颌，用腹肌和背肌支撑脊椎骨。

3　摆臂时，手轻轻握拳；手臂向前摆出时，拳头要抬至胸部，向后摆臂时，要有向后拉伸的扩胸感觉。

4　步幅的标准是"身高（厘米）-100"。

5　脚跟先着地，再以脚尖用力蹬离地面。

6　脚与地面相接处，要有一个"抓地"动作（脚趾内收）。

特别提醒：患痛风等慢性病者和体质虚弱的老人，关键看散步后自己是否舒服，膝盖、脚、髋关节是否疼痛，心脏是否有不舒服的迹象。如果出现不适感，要尽快咨询医生。

● 游泳 30 分钟——不仅减肥还保护关节

游泳、慢跑和快走是最适合减内脏脂肪的运动形式。其中，游泳可以更好地帮助消耗热量。

▶ 游泳的注意事项

1 游泳的最佳时间是餐后半小时，不能在睡前游泳或者空腹游泳，否则会出现呕吐、胃痉挛等不适症状。
2 游泳前先用冷水拍打身体，对易发生抽筋的部位进行按摩。
3 有皮肤损伤或溃烂的痛风患者不宜进行游泳锻炼，否则会造成感染。
4 患有高血压、心脏病、肺结核、精神病、癫痫的患者不适宜游泳，因为这些人难以承受大运动量，在水中容易发生意外。

▶ 游泳要领

1 手臂摆动幅度一定要大。
2 入水前戴好泳镜。
3 头适当低一些。
4 游自由泳时应沿身体中轴线把抬高的手臂划入水中。
5 当头浮出水面的时候一定要用嘴换气，呼吸频率要和动作节奏配合。

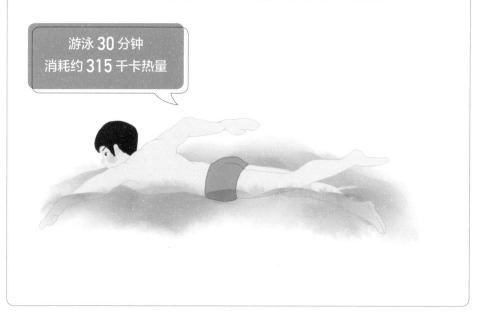

游泳 30 分钟
消耗约 315 千卡热量

● 骑车深呼吸——加快体内脂肪的消耗

自行车可以作为环保的交通工具来代步、出行，而现在越来越多的人将自行车作为健身器材。坚持骑自行车能改善心肺功能，预防心血管病的发生。匀速蹬车时有意识地进行深呼吸还可以减少体内脂肪，从而起到减肥的作用。

骑车的注意事项

1 车座太硬，可用海绵做一个柔软的座套套在车座上，以减少车座对身体的摩擦。
2 调整车座的高度和角度。车座太高，骑车时臀部必然左右错动，容易造成身体的擦伤；车座前部上翘，更容易损伤下体。
3 骑车时间较长时，要注意变换骑车姿势，使身体重心有所移动，以防身体某一点长时间着力引起劳损。
4 初骑变速车时，速度不要太快，时间也不要太长，待身体适应后再加速和加时。

骑车要领

1 上身稍向前倾，两臂稍直伸出，肩膀自然放松，双手扶住车把均匀用力。
2 右（左）脚向下踩时，尽量使脚踝伸直，同时，左（右）脚上抬，脚尖上翘，接着脚跟下蹬。
3 脚踩在踏板上，全身放松，向上提肛，进行深呼吸。

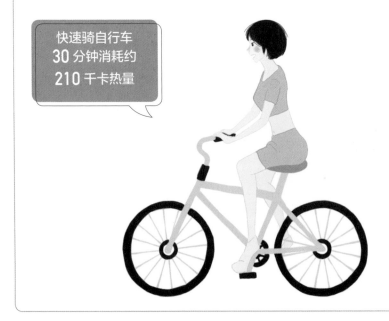

快速骑自行车
30 分钟消耗约
210 千卡热量

用代谢当量法来监测有氧运动的强度

代谢当量是评估各种活动时相对能量代谢水平的指标，不仅可以评价心肺功能，还能反映运动强度，计算运动消耗。

人在静坐时的代谢强度为 1MET（梅脱），设定为标准值。根据 MET 值的大小，可以将运动进行强度分类。

MET 值	运动强度
< 3MET	低强度活动
3~6MET	中等强度活动
6~9MET	高强度活动
> 9MET	极高强度活动

具体到一些运动，可以参考下表。

低强度活动	< 3MET
睡眠	0.9
看电视	1.0
打牌	1.5~2.0
写作，桌面工作，打字	1.8
步行（2.7 千米 / 时）	2.3
步行（4 千米 / 时）	2.9
中等强度活动	3~6MET
步行（4.8 千米 / 时）	3.3
做柔软体操，做家务	3.5
正常骑行（16 千米 / 时）	4.0
游泳（慢速）	4.5
慢速骑行	5.5
打羽毛球	5.5

高强度及极高强度活动	> 6MET
有氧舞蹈	6.0
游泳（快速）	7.0
较高强度的身体训练（俯卧撑、开合跳）	8.0
慢跑（9.7 千米 / 时）	10.2
跳绳	12.0

◉ 如何用代谢当量 MET 来计算热量消耗

1 梅脱（MET）=3.5 毫升 /（千克·分）=1 千卡 /（千克·时）=0.0167 千卡 /（千克·分），即 1MET 相当于每分钟每千克体重消耗 3.5 毫升的氧，也相当于每小时每千克体重消耗 1 千卡的热量。

下面举例来说明。

示例一　某人体重 50 千克，运动强度 3MET，运动时间 20 分钟。消耗热量为 50×3×20×0.0167 ≈ 50 千卡，也就是说，此人进行了 20 分钟的低强度活动，消耗了约 50 千卡热量。

示例二　某人体重 50 千克，运动消耗了 100 千卡热量，运动时间半小时。运动强度 =100/（50×30×0.0167）≈ 4MET，也就是说，在这 30 分钟的时间里，此人的平均运动强度约为 4MET，属于中等强度活动。

示例三　某人运动消耗了 100 千卡热量，运动强度 10MET，运动时间 10 分钟。此人体重 =100/（10×10×0.0167）≈ 60 千克。

通过上面的例子，我们知道了如何用代谢当量来计算热量消耗。当久坐时，运动强度非常低，热量消耗基本上维持在基础代谢水平，如果再管不住嘴，吃了很多高热量零食，那自然就会长胖。

不同生活场景下的实操运动方案

● 睡前做做牵拉，促进血液循环

做做牵拉运动，可以使情绪安定，促进血液循环，有益于肾脏供血，避免尿路不畅引发的尿酸堆积。

睡前做做牵拉运动，可以促进睡眠；而起床后做可以放松全身肌肉。

● 如何正确练习牵拉

1 仰卧在地面上，屈膝屈臂，脚平贴在地面上，手放在耳旁，腹肌收缩。

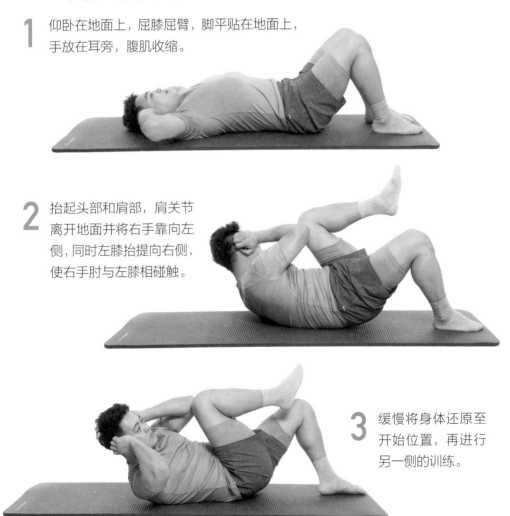

2 抬起头部和肩部，肩关节离开地面并将右手靠向左侧，同时左膝抬提向右侧，使右手肘与左膝相碰触。

3 缓慢将身体还原至开始位置，再进行另一侧的训练。

◉ 看电视时可以做的小动作

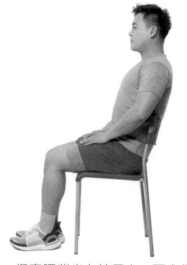

1 挺直腰背坐在椅子上，要坐得深一点，臀部靠在椅背上，深吸一口气。

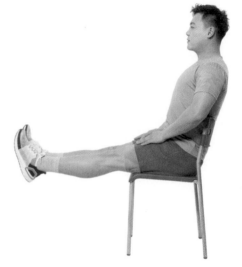

2 一边呼气，一边伸直双腿，让双腿向上抬高，直到双腿与地面平行。

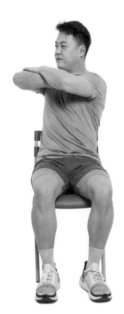

3 挺直腰背坐在椅子上，双臂在胸前端平。保持下半身不动，左右扭动上半身。头部也跟着左右转动。

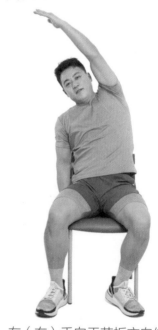

4 左（右）手向天花板方向伸直抬高，身体稍稍向右（左）侧倾斜，注意腰挺直，不要弯曲，坐骨不要离开椅子。

良好运动处方，开启从功能到体能的递进式健身

逆转认知 *1* 运动前需提前咨询医生

在运动前，应接受专科医生指导，先做有关检查，这是很重要的。不检查、不尊重医生的意见，随意运动，不仅不能防治疾病、增强体质，反而会影响身体健康。

● 开始锻炼前要做身体检查

开始锻炼前要进行一次彻底的身体检查，包括血压、血脂、血糖、心功能、肾功能等。运动前应对自己的体质状况有所了解，如通过心电图能检测出心律失常、心肌梗死等显性的、处在发病期的心脏疾病。做运动平板试验能观察心脏是否存在隐患，以判断心功能是否适合运动。

即使已有痛风石，只要表面皮肤没有破溃，肾功能良好，没有明显心血管合并症，关节功能正常，也可进行身体锻炼。

骨密度检测可测定骨钙含量，诊断骨质疏松，预测骨折阈值，医生据此可认定被检测者是否适宜强度较大的健身运动。

● 特殊人群需要制订运动处方

特殊人群，比如患有痛风、冠心病、高血压、糖尿病等慢性病的人，需要按照运动处方去锻炼。制订运动处方的程序如下。

1. 明确运动的目的。
2. 进行一般的医学检查，对个体的身体素质和疾病状态进行评价。
3. 对运动中的心血管反应进行观察。
4. 了解感兴趣的运动方式。
5. 制订合理的运动方案。

哪些患者不宜运动

1. 风湿性心脏病患者。要根据心功能受损程度决定是否可以运动，已经出现心力衰竭者不宜运动。

2. 高血压和脑血管疾病患者。当血压超过 180/110 毫米汞柱时，应禁止运动，若通过服用降压药后血压下降了，可考虑进行轻度运动。

3. 心肌炎和感冒患者。感冒后容易诱发心肌炎，因此不宜在感冒后进行剧烈运动。

4. 有冠心病家族史与严重心律失常者。

5. 血糖不稳定的糖尿病患者。血糖控制不佳，明显低血糖或血糖波动较大者，应暂缓运动。比如空腹血糖达到 15.7 毫摩 / 升，应该先用降糖药降糖，等血糖平稳后再进行运动。

6. 急性痛风性关节炎患者。痛风性关节炎急性发作期应卧床休息，将痛肢用被褥等垫起，采取舒适体位，以减轻疼痛。但需经常变换体位，以免局部皮肤受压，造成肌肉废用性萎缩及关节功能减退。

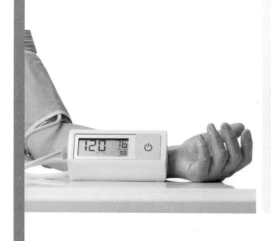

＼ 提示 ／

痛风合并高血压患者应严密监测血压，当血压升高时，适当服用降压药物，如果血压不稳定，暂不要锻炼，待血压稳定后再锻炼。运动时，切忌做鼓劲憋气、快速旋转、剧烈用力和深度低头的动作，以免引发脑血管意外。

逆转认知 2 你的脉搏就是运动强度的"测试表"

每个人体质不同，所能承受的运动负荷也不同，找到适合自己的活动强度和活动量，锻炼才会更加安全有效。促进健康需要进行中等强度的活动，如快走、上楼、擦地等，每次活动应在 1000 步活动量或 10 分钟以上。可以根据自己的感觉判断运动强度。中等强度时会感觉到心跳和呼吸加快，用力但不费力，可以随着呼吸的节奏连续说话但不能唱歌。

运动强度	相当于最大心率 百分数（%）	自觉疲劳程度 （RPE）	代谢当量 （MET）	相当于最大吸氧量 （VO$_2$max，%）
低强度	40~60	较轻	< 3	< 40
中等强度	60~70	稍累	3~6	40~60
高强度	71~85	累	7~9	60~75
极高强度	> 85	很累	10~11	> 75

注：引自《运动营养学》。

一般健康人还可以根据运动时心率来控制运动强度，这可以通过运动后即刻计数脉搏 10 秒，再乘以 6 得出。中等强度的运动心率一般应达到 150- 年龄（次 / 分），除了体质较好者，运动心率不宜超过 170- 年龄（次 / 分）。如果你 40 岁，那么你运动时的心率应控制在 110 次 / 分至 130 次 / 分。对于老年人，这样的心率计算不一定适用，主要应根据自己的体质和运动中的感觉来确定强度。

年龄（岁）	心率（次 / 分）
18~	130~160
20~	130~160
30~	120~150
40~	110~140
50~	100~130
60+	90~120

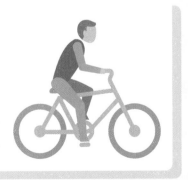

注：引自《运动营养学》。

逆转认知 **3** 循序渐进，掌握好运动量

● 运动项目要适合自己

在锻炼之前，最好对自己的身体情况做出评估，看看是否可以参加体育锻炼，适合参加什么样的体育锻炼。比如说原地跑步 15 秒，连续下蹲 10 次左右，看看自己是否有气喘、胸闷等不适症状。如果没有，可以开始锻炼。一般来讲，要选择适合自己年龄段、身体状况的锻炼方法。可以选择走路、慢跑、游泳等有氧运动。特别是中老年人，不宜选择强度过大、速度过快的较剧烈的运动项目。运动一般分剧烈的无氧运动和不剧烈的有氧运动。如果是年轻人，可以略微选择剧烈的无氧运动，也可以选择不剧烈的有氧运动。但是中老年人最好选择不剧烈的有氧运动。

运动医学专家这样说：最适合人锻炼的运动是舒缓的自然的运动，就是有氧运动，它对人的伤害是最小的，甚至是没有伤害的。

● 运动方式与运动量要适宜

任何体力活动都会使我们感觉很好。每天 30 分钟锻炼应该说是强身健体的最小运动量。如果计算热量，每天的体力活动大约合 150 卡，也可以不以此计算。每天进行至少半小时的中等强度的体力活动，也就是上班时提前两站下车，走 20 分钟路，回家时提前一站下车，再走 10 分钟路；或者每天花十几分钟做家务活，另外再骑十分钟自行车；还可以和亲朋好友花 30 分钟跳跳舞、打打篮球。

如果刚刚开始参加体育锻炼，可以由少量的时间，比如说活动几分钟，逐渐增加到十几分钟、三十几分钟，要循序渐进。维持生命的运动，应该是中低强度的运动，每次 10 分钟，一天多次。如果没有大块的时间，特别是职场达人们，可以化整为零。如果是维持健康的运动，也就是中等强度的运动，每天累计不少于 30 分钟。如果是中高强度的运动，每次 20 分钟以上，一周 3 次即可。运动的方式、强度和运动量都应该根据自己的身体情况来选择。

● 每天的运动要掌握"三五七"的原则

"三"就是每天步行 3 千米，时间在 30 分钟以上。

"五"就是每周运动 5 次以上。只有坚持有规律的运动，才能有效果。

"七"就是指运动后心律加年龄，约为每分钟 170 次。这样的运动强度属于中等强度。

比如说一位 50 岁的朋友，他运动后的心律是每分钟 120 次。而 60 岁的朋友运动后的心律是每分钟 110 次。这样就能保证有氧代谢，能够强身健体。

体质好、有运动基础的人，也可以适当增加运动量，年龄和心律之和可以达到 190 次/分左右。但如果身体素质较差，这个数字就应该调到 150 次/分钟。

注意，开始锻炼时运动量还是要小，要逐渐提高。如果运动时感到浑身发热，还微微出汗，另外感到轻松、舒畅，睡眠、食欲都比较好，就说明运动量比较合适，效果比较好，可以坚持下去。但如果运动后感到不舒服、疲劳，而且疲劳到不能恢复，还影响到睡眠和食欲，那可能是运动量过大了，说明运动方式不太适合。

每次运动要做到由静到动，由动到静，动静结合，逐步过渡。

● 运动锻炼要持之以恒

锻炼绝对不能一曝十寒。只有持之以恒，每天坚持锻炼，才能够功到自然成，对身体有益。

● 有效地掌握适量运动的自测方法

自计时间

中老年女性健身快步运动，每天以 30 分钟为宜。能够一次完成最好。如果时间紧张，可以分两次或三次完成。但如果是糖尿病患者，每次运动的时间最好不要超过 40 分钟。

自测速度

选择中低强度的健身运动，步行的时速 6.4 千米属适度。如果是年老体弱者，时速 4 千米比较适合。

自控总运动量

适度的健身运动，每天总运动量是适度时间 × 低中速度，如每天步行总运动量为 0.5 小时 ×6.4 千米／时 =3.2 千米，折合步数就是 6400 ～ 7000 步，再加上日常工作、学习和生活运动，每天走路 1 万步左右。

自测脉搏

一般情况下，心律的快慢是衡量运动强度的最佳标准。在运动适量的时候，每分钟最佳心律的范围是最大心率（220-年龄）的 60%～70%。按照这个公式计算，运动时，自己数一下一分钟脉搏的跳动次数，心跳可以增加到 100～120 次。

自我感觉

在运动以后如果感觉良好，运动中精力充沛、舒适从容，运动过后依然精神振奋，而且食欲增加、睡眠好，工作、学习都感觉快乐，生活和健康质量提高，这就说明运动适量。相反，如果运动中感觉十分吃力，运动后呼吸急促、出汗多、心悸、胸闷、头晕等，这就说明运动量过大了。

自称体重

定期测一下体重，看看体重是不是控制在理想范围之内，看看能否每月减重一到两千克。

● 循序渐进运动举例——跑步

说起有氧运动，很多人都会想到跑步。跑步是最常见最简单的运动，也是最古老的运动方式。

这里为大家制订了一项从走步到跑步的进阶训练计划，适合体脂率高的人群循序渐进地练习跑步。体重过重的人不太适合长时间跑步，这样对膝盖的压力很大，可以用间歇性训练的方法进行锻炼。

有氧训练的间隙也可以穿插一些针对胸背、腹肌、四肢等的力量训练。

四周渐进式跑步训练计划

第 1 周
周一：走 2 分钟、跑 1 分钟。重复做 7 组。共 21 分钟。
周三：走 2 分钟、跑 2 分钟。重复做 6 组。共 24 分钟。
周五：走 2 分钟、跑 3 分钟。重复做 5 组。共 25 分钟。

第 2 周
周一：走 1 分钟、跑 3 分钟。重复做 7 组。共 28 分钟。
周三：走 1 分钟、跑 4 分钟。重复做 5 组。共 25 分钟。
周五：走 1 分钟、跑 5 分钟。重复做 5 组。共 30 分钟。

第 3 周
周一：走 1 分钟、跑 6 分钟。重复做 4 组。共 28 分钟。
周三：走 1 分钟、跑 7 分钟。重复做 4 组。共 32 分钟。
周五：走 1 分钟、跑 8 分钟。重复做 4 组。共 36 分钟。

第 4 周
周一：跑8分钟、走1分钟、跑9分钟、走1分钟。重复做2组。共38分钟。
周三：跑9分钟、走1分钟、跑9分钟、走1分钟。重复做2组。共40分钟。
周五：跑9分钟、走1分钟、跑10分钟、走1分钟。重复做2组。共42分钟。

逆转认知 4 热身与拉伸，避免关节受伤

正确有效的热身和拉伸可以较轻的活动量活动肢体，为强烈的身体活动做准备，从而提高剧烈运动时的安全性，同时满足人体在生理和心理上的需要。

◉ 选择专业的热身方案

1.根据个人体质状况的不同，对疲劳感强的部位周边进行动态伸展，或依照特定运动的要求进行轻量运动。

2.做完带有膝关节活动的伸展运动后，进行慢跑。从缓慢的速度开始，慢慢提升速度，跑到稍微出汗的程度。慢跑过程中，如果配合前后左右移动，加入简单的步法，效果会更好。跑时手臂可进行大幅度摆动，有时自然下垂放松身体。

3.慢跑结束后不要休息，以走路的方式一边移动脚步，一边进行轻量步法训练，可采用将要练习用的实际动作作为训练动作。这将改善主要关节周边的动态柔韧度，加入预防伤害的动作。

4.体温和肌肉温度上升后，可进行以改善各关节的动态柔韧度为目的的伸展运动。热身中，主要采用动态伸展，最好在训练之间穿插静态伸展。

5.根据特定运动的要求进行热身，才能使身体进入特定的准备状态，如跑步前先进行起跑、冲刺、变速跑等。

◉ 给大家推荐一套热身操

1.肩部向前环绕 10 次（肩膀向前做画圆动作）。

2.扩胸运动 10 次（大小臂呈 90 度，大臂与地面平行）。

3.臀部动态拉伸 10 次（抬腿时吸气，还原时呼气）。

4.站姿大腿前侧动态拉伸 10 次（手抱住脚背并向臀部贴近，感受大腿前侧被拉伸）。

> ＼ 提示 ／
>
> 热身强度不可过大，否则会影响后面的正常训练，得不偿失。

5. 弓步交替拉伸 20 秒（双手放在大腿上，整个身体呈弓步站姿）。

6. 膝关节热身 10 次（屈膝半蹲后缓慢伸直双腿）。

6 个动作为一组，可根据自身需求完成训练组数。

◉ 拉伸的主要效果

1. 让肌肉和肌腱充分伸展，有助于缓解肌肉僵硬。

2. 塑造肌肉线条，增加肌肉的柔韧性和延展性。

3. 运动后拉伸可以减轻肌肉疲劳，缓解肌肉酸痛。

拉伸不等同于热身。不建议将拉伸作为运动前的热身方式，因为我们的身体在运动前还是冷的，这时候肌肉弹性不好。韧带也是一样的，所以在没有活动的时候进行拉伸非常容易拉伤。

拉伸本质上是拉动肌肉纤维。运动后体温升高，此时拉伸很适宜。如跑步后的拉伸可以帮助更快地消除腿部的酸痛、酸胀，对于怕跑步粗腿的人来说更是必不可少的步骤。

◉ 给大家推荐一套拉伸操

1. 俯身左腿后侧拉伸 20 秒（左腿在前，身体前屈俯身向下）。

2. 俯身右腿后侧拉伸 20 秒（右腿在前，身体前屈俯身向下）。

3. 站姿大腿前侧动态拉伸 10 次（手抱住脚背并向臀部贴近，感受大腿前侧被拉伸）。

4. 扶墙左侧臀部拉伸 20 秒（右手握左脚踝放于右膝上，左手扶墙保持平衡）。

5. 扶墙右侧臀部拉伸 20 秒（左手握右脚踝放于左膝上，右手扶墙保持平衡）。

6. 靠墙左侧小腿拉伸 15 秒（脚后跟向地面贴近，感受小腿肌肉牵拉感）。

7. 靠墙右侧小腿拉伸 15 秒（脚后跟向地面贴近，感受小腿肌肉牵拉感）。

7 个动作为一组，可根据自身需求完成训练组数。

无论是热身还是拉伸，最重要的是要在"感觉很舒服"的原则下进行。如果忽视疼痛勉强去做，可能会损伤肌肉组织。

热身和拉伸看似没有运动本身重要，但它们可以保护身体免受伤害，所以一定不要忽视了。

逆转认知 5 保证补充足量的水，运动代谢更顺畅

运动后，肌肉会累积大量乳酸，而乳酸会阻碍尿酸的正常排泄，使尿酸存积在体内引起尿酸升高。运动中的休息和水分补充有助于缓解肌肉疲劳，促进排尿。

◉ 运动脱水后果很严重

当失水重量为体重的 1% 时，就认为身体处于脱水状态。

当失水重量为体重的 2% 时，身体已经处于轻度脱水状态，受口渴机制的影响，口渴感觉并不是液体需求信号，当感觉口渴时体内可能已经丢失 1.5～2.0 升水。

运动医学研究发现：为防止运动脱水，在运动前、运动中和运动后都需要适量饮水，即少量多次，一小口一小口地喝。白开水通常是最好的选择。

◉ 饮水量的"246"规律

2 积病。每天饮水量为体重千克数的 2% 左右，积累病因，迟早会生病。因为饮水量太少，导致人体新陈代谢不正常。

4 维持。每天饮水量为体重千克数的 4% 左右，维持原状。因为这样的饮水量基本上够用，能保障人体新陈代谢基本正常。

6 康复。每天饮水量为体重千克数的 6%～10%，属于多饮水。多饮水有利于慢性病康复，也有利于感冒、发烧、咽喉肿痛等急性病康复。需要注意的是，慢性肾功能不全、肝功能异常、腹腔积液患者需控制饮水量。

◉ 多饮水的好处

多饮水，除了能保障人体每天的新陈代谢正常，还能逐步去除因以前饮水不足积累的代谢废物。

防尿酸升高的首要任务是多饮水，通过多饮水的方式，加大尿液排出量，将体内的尿酸通过泌尿系统排出体外，这样就可以降低体内尿酸的含量和浓度，起到降尿酸值的作用。

● 运动补水注意事项

补水不只在运动后

运动前、中、后，身体都需要补水。运动前 2 小时喝大约 500 毫升的水，给身体补充体液，提高机体的血液循环能力，降低运动中的心率，还能避免运动过程中出汗过多导致脱水现象。

运动过程中，每隔 15 ~ 20 分钟需要补水，但是不宜一次性喝太多。要少量多次饮水，运动中每 15 ~ 20 分钟饮水 100 ~ 200 毫升，每小时的总饮水量约 600 毫升，确保在运动过程中人体有充足的水分，因为运动时人体消耗的水分比较多。

运动后，马上喝水会增加排汗，使盐分流失更多，还会加重心脏负担。因此，运动后需要适当休息后再补水。

不要牛饮

运动容易使人有唇焦口干的感觉，这会令你对水的渴望远远大于身体对水分的需求。如果这时你喝了大量水，会稀释体内盐分，身体就会排出更多汗来平衡体液的浓度，这样又会带走大量的盐分，如此一来，会加重肾脏负担，引起水利尿、水中毒等现象。

喝水前先漱口

运动时，急促的呼吸会令人感觉口腔、喉咙黏稠，让你以为极度缺水。其实，这只是唾液减少带给你的错觉，你的身体或许并没有如此"饥渴"。为了避免补水过量，在喝水前先用水漱一下口，让口腔和喉咙变湿润后再喝水。

往水中加点盐

运动排汗会带走身体水分和电解质。因此，运动单单补充水是不够的，还要补充电解质。补充电解质最直接的方法就是往水里加点盐。

忌饮用过冷的水

因为平时人的体温在 37℃左右，经过运动后，可上升到 39℃左右，如果饮用过冷的水，会强烈刺激胃肠道，引起胃肠平滑肌痉挛，造成胃肠功能紊乱，导致消化不良。最好饮用 45℃左右的温水。

逆转认知 **6** 学会将日常活动转化为运动量

日常生活中，人体能量的消耗包括基础代谢、身体活动、食物热效应以及生长发育的需要 4 个部分。

身体活动消耗人体内多少能量取决于多方面因素，如性别、体重、运动项目等。

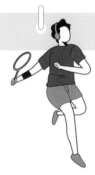
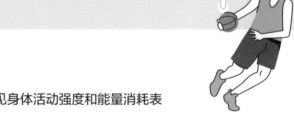

常见身体活动强度和能量消耗表

活动项目		身体活动强度 （MET） ＜3 低强度； 3~6 中强度； 7~9 高强度； 10~11 极高强度	能量消耗量 [千卡／（标准体重·10 分钟）]	
			男 （66 千克）	女 （56 千克）
家务活动	整理床，站立	低强度 2.0	22.0	18.7
	洗碗，熨烫衣服	低强度 2.3	25.3	21.5
	收拾餐桌，做饭或准备食物	低强度 2.5	27.5	23.3
	擦窗户	低强度 2.8	30.8	26.1
	手洗衣服	中强度 3.3	36.3	30.8
	扫地、扫院子、拖地板、吸尘	中强度 3.5	38.5	32.7

活动项目		身体活动强度 （MET ）	能量消耗量 [千卡 /（标准体重 · 10 分钟）]	
		< 3 低强度； 3~6 中强度； 7~9 高强度； 10~11 极高强度	男 （66 千克）	女 （56 千克）
步行	慢速（3 千米 / 时）	低强度 2.5	27.5	23.3
	中速（5 千米 / 时）	中强度 3.5	38.5	32.7
	快速（5.5~6 千米 / 时）	中强度 4.0	44.0	37.3
	很快（7 千米 / 时）	中强度 4.5	49.5	42.0
	下楼	中强度 3.0	33.0	28.0
	上下楼	中强度 4.5	49.5	42.0
	上楼	高强度 8.0	88.0	74.7
跑步	走跑结合（慢跑成分不 超过 10 分钟）	中强度 6.0	66.0	56.0
	慢跑，一般	高强度 7.0	77.0	65.3
	8 千米 / 时，原地	高强度 8.0	88.0	74.7
	9 千米 / 时	极高强度 10.0	110.0	93.3
自行车	12~16 千米 / 时	中强度 4.0	44.0	37.3
	16~19 千米 / 时	中强度 6.0	66.0	56.0
球类	台球	低强度 2.5	27.5	23.3
	保龄球	中强度 3.0	33.0	28.0
	排球，一般	中强度 3.0	33.0	28.0
	排球，比赛	中强度 4.0	44.0	37.3
	乒乓球	中强度 4.0	44.0	37.3
	高尔夫球	中强度 5.0	55.0	47.0
	篮球，一般	中强度 6.0	66.0	56.0
	篮球，比赛	高强度 7.0	77.0	65.3

活动项目		身体活动强度 （MET ） <3 低强度； 3~6 中强度； 7~9 高强度； 10~11 极高强度	能量消耗量 [千卡 /（标准体重 · 10 分钟）]	
			男 （66 千克）	女 （56 千克）
球类	网球，一般	中强度 5.0	55.0	46.7
	网球，双打	中强度 6.0	66.0	56.0
	网球，单打	高强度 8.0	88.0	74.7
	羽毛球，一般	中强度 4.5	49.5	42.0
	羽毛球，比赛	高强度 7.0	77.0	65.3
	足球，一般	高强度 7.0	77.0	65.3
	足球，比赛	极高强度 10.0	110.0	93.3
跳绳	慢速	高强度 8.0	88.0	74.7
	中速，一般	极高强度 10.0	110.0	93.3
	快速	极高强度 12.0	132.0	112.0
舞蹈	慢速	中强度 3.0	33.0	28.0
	中速	中强度 4.5	49.5	42.0
	快速	中强度 5.5	60.5	51.3
游泳	踩水，中等用力，一般	中强度 4.0	44.0	37.3
	爬泳（慢），自由泳，仰泳	高强度 8.0	88.0	74.7
	蛙泳，一般速度	极高强度 10.0	110.0	93.3
	爬泳（快），蝶泳	极高强度 11.0	121.0	102.7
其他活动	太极拳	中强度 3.5	38.5	32.7
	瑜伽	中强度 4.0	44.0	37.3
	俯卧撑	中强度 4.5	49.5	42.0
	单杠	中强度 5.0	55.0	46.7
	健身操（轻或中等强度）	中强度 5.0	55.0	46.7
	轮滑旱冰	高强度 7.0	77.0	65.3

注：1MET 相当于每千克体重每小时消耗 1 千卡能量。
数据来源：《中国居民膳食指南（2022 ）》。

● 你的身体活动达标了吗

身体活动的消耗量应占摄入总能量的15%以上。成人能量摄入量在1600~2400千卡时，15%对应240~360千卡。

各年龄段人群都应天天运动，保持健康体重；食不过量，保持能量平衡。

成年人每周应至少选5天进行中等强度身体活动，累计150分钟以上；最好每天步行6000步。

减少久坐时间，每小时起来动一动。

成人每天身体活动量相当于快步走6000步的活动。

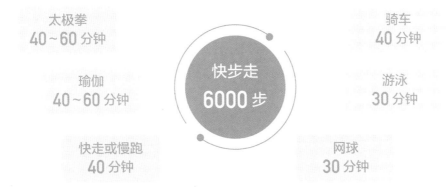

● 5种运动方案可供选择

以下推荐5种运动方案，可供参考选择。

方案一： 周一至周五，每天快走40分钟（可利用每天上下班时间，往返各走20分钟；也可以利用早上或傍晚或晚上一次持续快走40分钟），周六打羽毛球40分钟。

方案二： 周一、周四快走至少40分钟，周二、周五跳广场舞30~40分钟，周末打乒乓球60分钟。

方案三： 隔天慢跑30分钟，周末游泳50分钟。可分多次进行，每次不少于10分钟。

方案四： 快走30分钟和慢跑15分钟，隔天交替进行，周末骑自行车40分钟。

方案五： 快走或打羽毛球、网球、乒乓球30分钟/天，慢跑15~20分钟/天，交替进行，周末爬山1次（50分钟）。

运动改善痛风计划，重塑你的身体

(第一步) **按照定时、定量、定方式原则，安排自己的运动**

● 坚持定时、定量、定方式的运动原则

定时是说，运动时间应该相对固定，比如今天 15：30 开始练习，那么一个月之内都固定从 15：30 左右开始。

定量是说，运动强度应该相对固定，今天多一点、明天少一点的做法是不可取的。

定方式是说，应该采用相对固定的运动方式。运动方式有多种，打球、爬山、游泳、跳健身操等都是常见的运动方式。有的人图新鲜，今天练练这个，明天做做那个，这样是不利于长久坚持以及养成习惯的。最好选择几种自己能坚持的运动方式，并有计划地安排在一个星期的某几天进行。

● 坚持多做几种运动

常年坚持做一种运动固然是一个很好的习惯，但研究表明，坚持多做几种运动要比只做一种运动更有利于减肥。

坚持多做几种运动还有一个好处，那就是运动损伤的可能性更低。因为不同的运动使用的身体部位不同，身体的各个部位都"动"起来，既不会让某一部位劳损，也会让运动的过程更加有趣。

● 以"周"为单位，坚持运动计划

一般以"周"为单位确定运动频率，不仅可以保持身体健康和提高身体素质，还可以让身体逐步适应运动强度。一般建议每周至少锻炼四天。

需要注意的是，锻炼频率与强度之间存在着反比关系。锻炼频率与强度的组合等于锻炼总量，即单位时间的锻炼总量，锻炼频率越高，强度越低，相反，锻炼强度越高，频率越低。这与运动总量对身体恢复能力的影响有关。

● 给自己制订一项长期有氧训练计划

训练计划以有氧运动为主，当然可以增加一些碎片化的辅助运动。因为有氧运动简单易执行，而且一般不需要什么运动器材，适合绝大多数运动者，比如快步走、慢跑、游泳、爬楼梯等，大家可以根据自身条件以及个人爱好进行选择。

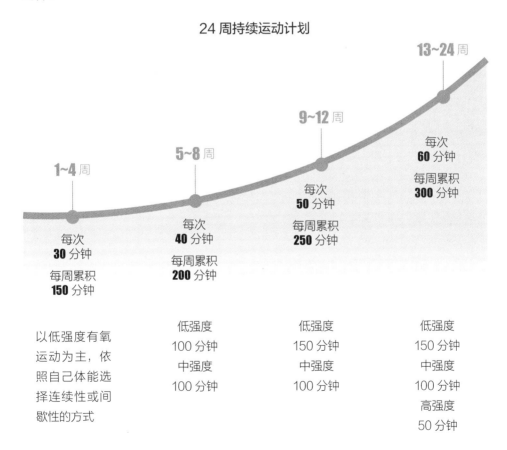

24 周持续运动计划

13~24 周
每次
60 分钟
每周累积
300 分钟

9~12 周
每次
50 分钟
每周累积
250 分钟

5~8 周
每次
40 分钟
每周累积
200 分钟

1~4 周
每次
30 分钟
每周累积
150 分钟

以低强度有氧运动为主，依照自己体能选择连续性或间歇性的方式	低强度 100 分钟 中强度 100 分钟	低强度 150 分钟 中强度 100 分钟	低强度 150 分钟 中强度 100 分钟 高强度 50 分钟

◉ 坚持记录运动日志，一串串的数据就是坚持下去的动力

详细记录自己每天的运动情况，对比实际健身效果，对于日后运动项目、方法等的调整具有很好的参考价值。尝试把一些与健身相关的事情记下来，比如每天应该达到多少运动量，要走多少步或者要举多少下哑铃等。

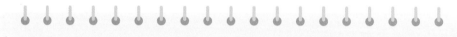

运动感受是浓重的一笔

人和动物的区别之一是人具有复杂的心理感受和精神需求，如果只注重身体的活动，把精神抛在一边，运动就会变得枯燥乏味，所以需要记录一些运动中的体会。可以记录今天的心情和运动的感受、有没有什么进展、耐力是不是比以前好了等。

星期 _____ 日期 _____ 天气 _____ 运动总时间 _____				
运动项目	**持续时间**	**距离 / 组数**	**速度 / 阻力**	**热量**
有氧运动				
无氧运动				
柔韧性训练				
每日评估	**差**	**一般**	**好**	**非常好**
安静心率				
睡眠时数				
心情				
胃口				
活力指数				
运动感受				

第二步 从快走进阶到无伤跑

正确的跑姿除了能预防运动伤害，也能让跑步更轻松自在、高效省力。

直线小测试：你能在 50 厘米宽的范围内直线行走吗？

如果无法走直线，或感到保持直线行走很累，也许你的走姿或是肌力存在问题。正确的姿势应该是身体呈轴线运动，落地平稳，摆臂小幅，肩胛灵活，髋关节稳定。

用正确的姿势走路，要注意以下几点。

1.用正确的姿势走路，需要保持身体轴心的垂直状态，这样骨盆也能稳定，而手臂和腿部则在两侧平行的动作轴线上做钟摆运动。

2.其实无论跑步还是走路，正确的姿势所产生的脚印轨迹应该是两条平行直线，因为径直向前迈步是最自然省力且无伤害的方式。

3.90 度平行踏步练习：可以在镜子前或者在地上粘贴胶带或是寻找参照物，进行踏步练习，注意身体保持垂直，抬腿时大腿和地面平行，小腿和大腿呈 90 度角，并检查自己的膝盖是否是径直向前的。

4.正确的落脚姿势：重心先落到脚跟外侧，然后过渡到大脚趾跖球部，最后达到大脚趾离地，你的重心就跟着这条轨迹不断地前移。

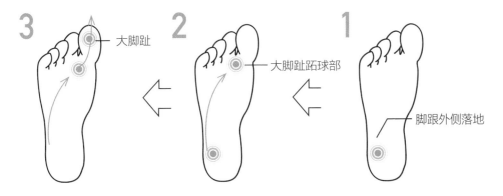

跑步时用前掌或中足落地是保证不受伤的关键，其实从走路开始培养更重要。

慢跑过程重细节，更容易坚持

臀部和头、脚三点成一线

跑步过程中，应保持头部位于两肩正中，目视前方，不要歪头，不要左顾右盼。背部挺直，两肩打开，上半身保持放松状态，不要往前倾或者往后倒。转头时要特别小心，尽量是脖子以上部分转动，避免身体的扭转，以免跌倒。臀部和头、脚三点成一线。

小步慢颠，不伤膝盖

慢跑时，步长不要过大，增大步幅会导致腾空时间长、重心起伏大、落地力量重，对人体的振动会增大。应选择合适的步幅，尽可能每脚都落在身体的正下方。膝盖不要抬得太高，通常只有短跑或上坡时才需要抬高膝盖。

手臂挥动弧度保持 90 度

在跑步过程中，摆臂可以保持身体的平衡性和协调性。跑步时，手臂不要僵直，拳头不要紧握。手要轻轻握住。手臂应以肩为中心轴，自然弯曲成 90 度，放在腰线以上，不要太高也不要太低。两手臂前后交替略带弧度地摆动，摆动中要前不露肘、后不露手。不要过度摆动手臂，这样容易过多地消耗力气。

呼吸技巧和心理暗示

慢跑时的呼吸是深远而悠长的，想要跑得更久，最重要的是保持深度和规则的呼吸。大多数长跑者用口呼吸或用口鼻同时呼吸，仅用鼻子呼吸不能吸入足够多的氧气。

在跑上坡路时要放慢速度，加快摆动手臂，加快步频，不断为自己鼓劲——"我可以做到"。下坡时要放慢速度，身体略微前倾，避免对膝盖产生过多的压力。

第三步 准备一些与运动相关的物品

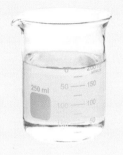

带刻度的水杯

高尿酸血症与痛风患者每天饮水量建议达到 2000 毫升以上，以促进尿酸排泄。但很多朋友，尤其是上班族，工作忙起来就忽略了饮水这件事。建议可以买一个大一点的带刻度的透明杯子，以便计量。

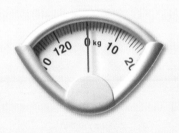

体温计

痛风患者在痛风急性发作时常伴体温升高，建议家中备体温计以了解体温变化。

体重秤

痛风患者大多超重或肥胖，需要减肥，控制体重。建议家中备体重秤，固定时间，如每天清晨如厕后称体重并记录。

止痛药

建议家中备止痛药，如秋水仙碱，在痛风急性发作时，先卧床休息，服用止痛药，待疼痛略缓解后及时就医。此时还需注意，如之前一直服用降尿酸药物，可继续服用，如之前未服用降尿酸药物，请不要服用。

高帮运动鞋

在痛风缓解期，可以运动时，建议穿高帮运动鞋，保护易受伤、痛风易发作的部位，避免因外伤诱发痛风发作。运动时也需选择合适的场地，如平坦宽阔的场地。要穿舒适的鞋、吸汗的袜子，以避免运动损伤。

简易运动器械

家中可备一些简易的运动器械，如瑜伽垫，在天气不佳时进行室内运动。也可备弹力带，做一些适宜的抗阻运动，锻炼肌肉力量。如果家中场地允许，也可放动感单车，不建议放置跑步机，因为在跑步机上跑步更容易造成关节损伤。

此外，即使痛风未发作，也需遵医嘱，定期复查血尿酸水平，不可凭感觉盲目停药，不要用保健品替代药品，以避免痛风的反复发作。

第四步 根据个人情况，制订合理的运动时间表

急性发作期

间歇期

不宜运动

痛风急性发作时，关节及周围软组织会出现明显的肿胀、发热、发红和压痛等症状。此时痛风患者应尽量减少活动，卧床休息，抬高患肢；这个时候不宜运动，以免因关节负重、过度劳累，导致痛风急性发作加重或延长。切记，不可在此时进行按摩和热敷，热敷会扩张血管，加重局部肿胀及疼痛。

选择强度低的有氧运动

间歇期是指两次急性发作的间歇。在此期间，建议痛风患者选择强度低、有节奏的有氧运动方式，比如快步走、慢跑、太极拳、游泳等。
不建议选择高强度、节奏快的无氧运动，如对抗性的球类运动（篮球、足球、羽毛球等）、登山等。

\ 提示 /

痛风患者应根据自己身体状况、所处疾病阶段来选择合适的运动方式；同时采取循序渐进原则，合理安排运动时间、运动量，做好充分准备活动，避免运动损伤。

慢性期

以动防残，选择低强度运动

处在痛风慢性期的痛风患者往往患病多年，多伴有关节畸形及功能障碍。这个时期除了降尿酸治疗外，还应通过适当的运动来增进或维持关节活动度，改变关节及周围韧带、肌肉等的血液循环，加速局部新陈代谢及炎症物质的消除，从而减轻疼痛和关节肿胀，即所谓的"以动防残"。

"以动防残"的同时还应该避免损伤，所以应选择更柔和的低强度运动，比如太极拳、五禽戏、八段锦等传统运动。

在运动过程中如出现异常或疲劳、关节肿胀加重等情况，应停止运动。建议每天运动1~2次，每次15~30分钟。

肾病期

量力而行，避免剧烈运动

体内长期的嘌呤代谢紊乱、血尿酸增高、尿酸排量增加会对肾功能造成严重损害。在这个时期，除了常规降尿酸治疗外，合理的运动也是不可缺少的。

痛风的肾病期与慢性期相似，不过到这一时期，痛风患者体力与精力都会大大下降，因此运动一定量力而行。建议进行较为轻缓的运动，比如散步、太极拳、八段锦等，每次10~30分钟，适当减少每周锻炼次数，可运动一天休息一天。避免运动后大量饮水，加重肾脏负担。

● 不同时期痛风运动时间表的制订

运动项目	无症状期及痛风初期	痛风中期	痛风晚期
快步走	**强度：**步行1万步，步行 < 2 小时 **人群：**青、中、老年人群 **频率：**如无配合其他运动项目，建议 5 天/周	**强度：**步行5000~8000步，步行 < 2小时 **人群：**青、中、老年人群 **频率：**如无配合其他运动项目，建议 5 天/周	**强度：**步行3000~5000步，步行 < 1小时 **人群：**青、中、老年人群 **频率：**如无配合其他运动项目，建议5天/周
跑步	**强度：**跑步 3~5 千米，耗时约 45 分钟 **人群：**青、中年人群 **频率：**如无配合其他运动项目，建议 3 天/周	**强度：**跑步 < 3 千米，耗时约 30 分钟 **人群：**青、中年人群 **频率：**如无配合其他运动项目，建议 3 天/周	不推荐
跳绳	**强度：**按3~5组完成500~800下，时间20~30分钟 **人群：**青、中年人群 **频率：**如无配合其他运动项目，建议 3~4 天/周	不推荐	不推荐
爬楼梯	**强度：**5 层楼为限，正常速度，10~20 个来回，运动30~45分钟 **人群：**青、中、老年人群 **频率：**如无配合其他运动项目，建议 3~4 天/周	**强度：**5 层楼为限，正常速度，10 个来回，运动约 30 分钟 **人群：**青、中、老年人群 **频率：**如无配合其他运动项目，建议 3~4 天/周	不推荐
太极拳	**强度：**晨练1 小时为宜 **人群：**中、老年人群 **频率：**如无配合其他运动项目，建议 5~7 天/周	**强度：**晨练 1 小时为宜 **人群：**中、老年人群 **频率：**如无配合其他运动项目，建议 5~7 天/周	**强度：**晨练1小时为宜 **人群：**中、老年人群 **频率：**如无配合其他运动项目，建议 5~7 天/周

续表

运动项目	无症状期及痛风初期	痛风中期	痛风晚期
健身操	**强度：** 晨练 1 小时为宜 **人群：** 中、老年人群 **频率：** 如无配合其他运动项目，建议 5 天 / 周	**强度：** 晨练 1 小时为宜 **人群：** 中、老年人群 **频率：** 如无配合其他运动项目，建议 3～5 天 / 周	**强度：** 晨练 1 小时为宜 **人群：** 中、老年人群 **频率：** 如无配合其他运动项目，建议3天/周
广场舞	**强度：** 晨练 1 小时为宜 **人群：** 中、老年人群 **频率：** 如无配合其他运动项目，建议 5 天 / 周	不推荐	不推荐
打乒乓球	**强度：** 运动 45 分钟～1 小时为宜 **人群：** 青、中、老年人群 **频率：** 如无配合其他运动项目，建议 3～4 天 / 周	**强度：** 运动 30～45 分钟为宜 **人群：** 青、中、老年人群 **频率：** 如无配合其他运动项目，建议 3 天 / 周	不推荐
游泳	**强度：** 游泳 300～500 米，运动约 45 分钟为宜 **人群：** 青、中、老年人群 **频率：** 如无配合其他运动项目，建议 3 天 / 周	**强度：** 游泳约 300 米，运动约 45 分钟为宜 **人群：** 青、中、老年人群 **频率：** 如无配合其他运动项目，建议 3 天 / 周	**强度：** 游泳＜300 米，运动约 45 分钟为宜 **人群：** 青、中、老年人群 **频率：** 如无配合其他运动项目，建议2天/周
骑自行车	**强度：** 骑行 10～15 千米，耗时 30～45 分钟 **人群：** 青、中年人群 **频率：** 如无配合其他运动项目，建议 3～5 天 / 周	**强度：** 骑行 10～15 千米，耗时 30～45 分钟 **人群：** 青、中年人群 **频率：** 如无配合其他运动项目，建议 3～5 天 / 周	不推荐

温馨提示：以上运动建议仅适用于痛风的缓解期，当痛风急性发作时，应该卧床休息，切勿运动。运动习惯重在坚持，形成规律。

害怕痛风发作不敢运动？

对高尿酸血症与痛风患者来说，不适合选择高强度的无氧运动，应选择中等强度的有氧运动。进行中等强度的有氧运动时，可以正常和周围人交流，不会产生不适感。

高强度运动会产生大量的乳酸，乳酸会抑制尿酸在肾脏的排泄，会在短时间内提升尿酸水平。同时，高强度运动还会造成身体内大量水分流失，导致尿酸浓缩，引起尿酸水平升高，非常容易诱发痛风。

运动后可以马上淋浴吗？

运动后不可马上淋浴。剧烈运动之后，身体为了保持体温恒定，皮肤表面的血管处于扩张状态，皮肤毛孔开放，以便散热。

此时，如果洗冷水浴，会使血管立即收缩，血液循环阻力增加，机体抵抗力降低，人就很容易得病，就是大家常说的"着凉"。

洗热水澡时，会继续增加皮肤血流量，导致心脏和大脑供血不足，轻者头昏眼花，重者虚脱休克，还容易诱发心脑血管疾病。

只有出汗的运动才算有效运动吗？

很多人都有这样的认知，认为出汗了才算运动到位了。事实上，不能用出不出汗来衡量运动是否有效。对高尿酸血症与痛风患者来说，运动时不应该大量出汗，否则会导致水分过多流失，引起尿酸水平短时间内升高，容易诱发痛风。

痛风急性发作期能运动吗？

痛风急性发作期是不适合运动的。此时关节内出现急性炎症反应，导致运动能力下降，强行运动只会加重病情、延长病程，导致沉积在关节腔内的尿酸盐结晶对关节的破坏。痛风疼痛缓解 72 小时后，方可恢复运动。

第五章

睡得多 ≠ 睡得好，
高质量睡眠
促进尿酸排出

为什么说痛风患者必须坚持健康睡眠

长期睡眠不好，尿酸易超标

工程师团队中一位有高尿酸血症的工程师去德国出差，下飞机后跟同事找到久负盛名的"黑椒烤肉"品牌店，点了一份烤肉、一份啤酒。

金发碧眼的服务员问："先上啤酒还是先上烤肉？"工程师环顾四周，见德国人喝啤酒的桌上一般没有菜肴，吃饭的桌上一般没有啤酒。

按照中国的习惯，工程师说："啤酒和烤肉一起上。"服务员执着地再问："您确认啤酒和烤肉一起上吗？"工程师点头确认。

出差前，工程师在电脑上查资料熬了个通宵，从北京到德国的空中飞行时间约 11 小时，一路上整理资料没有休息，到德国的当天喝啤酒吃烤肉，晚上闹时差，半宿没有睡。

第二天下午（中国时间半夜），工程师右脚大脚趾关节（临床称为跖趾关节）有酸、胀、热的感觉，2 小时后关节处肿胀，随着时间推移，痛感很快加强，到晚上 8 点，右腿已经痛得无法走路，右脚跖趾处撕裂般疼痛，脚面红肿，皮肤铮亮发烫，工程师心想："坏了，平时尿酸高没有当回事，在国外出差，首次发作痛风，要走路，还要工作，这可怎么办呢？"

各种书中陈述的痛风之痛，真正自己体验时，才知道痛风名不虚传。同事打开客房的门，看不见的空气扰动，工程师右脚跖趾处即痛得如同刀绞，同事出去关门，又是一阵撕裂般疼痛。

工程师让同事在床头放了一大杯凉开水，痛得实在受不了，就喝一口慢慢下咽。工程师时醒时睡，一宿起床 7 次，排尿也是 7 次。排尿后，脚面的肿痛稍轻一点，到早上 6 点钟，右脚面的红肿消了三分之一，穿上鞋已经可以忍住痛上下楼梯。

上午，工程师喝了 2 升瓶装水，下午红肿消了一半，走路的痛感明显减轻，2 天后基本恢复正常。连续熬夜、精神疲劳、工作生活不规律，易使尿酸水平升高，毋庸置疑，是引发痛风的独立外因。

◉ 多睡觉竟是加速燃脂的方法

好好睡觉、规律睡眠是变瘦的秘诀之一。一项长达 5 年的研究发现，睡眠时间与 BMI 成反比：睡眠时间越短，BMI 越高，超重、肥胖的可能性越大。

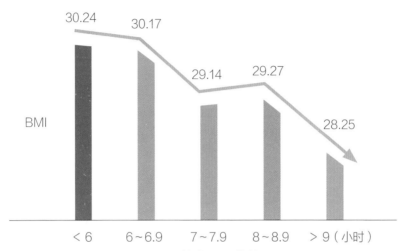

睡眠时长与 BMI 的关系

◉ 睡眠时长与体重的关系

美国宾夕法尼亚大学的研究团队，在实验室条件下观察了 200 余名健康成年志愿者的睡眠时间与体重变化的关系。受试者在经过 2 天正常睡眠后，其全天睡眠时间被严格限制在 4 小时以内。

5 天后，平均每人体重增加了 1 千克。而至于体重增加的原因，研究者详细记录了受试者的进食种类及数量，发现受试者在被限制睡眠时间后，平均每 24 小时增加约 30% 的热量摄入。在解除限制睡眠时间后，受试者的进食量在 1~2 天快速回归试验开始前的水平。

睡眠时间短，食量会增加

人体内的瘦素和胃饥饿素与进食量关系密切。

瘦素是一种产生饱食感的激素，与下丘脑的瘦素受体相互作用，可以抑制食欲、控制体重和脂肪分布。瘦素水平与进食紧密相关，在清晨最低，白天逐渐增加，直至夜晚达到最高水平。

胃饥饿素是具有促进食欲作用的肽类，主要由胃部分泌。胃饥饿素的水平在白天进食前增多，进食后减少；夜间呈先升高、后降低的趋势。

而睡眠不足，使得瘦素浓度降低，胃饥饿素浓度升高，这是一次生理学上的"双重伤害"。

熬夜与痛风发作有密切关系

熬夜虽然不会直接导致痛风，但是它会走一条"曲线"道路。

熬夜更容易引起肥胖

研究发现，每晚睡眠时间少于 5 小时的人，超重的可能性比睡 8 小时的人增加了 73%，睡 5 小时的人增加 50%，睡 6 小时的人增加 23%。每天睡眠时间不足，容易导致人体的血糖浓度持续上升，直接后果就是导致糖尿病和肥胖。熬夜还会导致体内的生物碱含量偏高，此种物质会诱发暴饮暴食，从而导致肥胖，而肥胖是诱发痛风的一个独立因素。

熬夜对肾功能有影响

人体内的肾上腺皮质激素和生长激素在夜间睡眠时才会大量分泌，肾上腺皮质激素能促进糖代谢与肌肉发育，生长激素可促进生长发育、调节人体节律。如果长期熬夜，会使人的身体节律紊乱，不但引起脑细胞的衰减，长期下去还会导致肾功能受影响，这就更容易造成尿酸堆积。

熬夜会降低人体免疫力

人在睡眠状态下，身体的各个器官包括肾脏都处于休息调整状态，如果没有良好的睡眠，就会使身体各个器官，尤其是肝脏、肾脏得不到充分的休息，久而久之，人体的免疫力就会下降，尿酸排泄不畅或者排泄减少的现象可能出现，最终血液中的尿酸积聚，尿酸盐晶体沉积，从而诱发痛风发作。

熬夜使人体内分泌功能紊乱

熬夜的人生活毫无规律，而这种无规律的生活方式会打乱人体的生物钟，使人体出现代谢失常、内分泌失调的现象，从而影响尿酸的正常排泄，诱发痛风。

睡觉打鼾导致血尿酸值升高

● 睡觉打鼾与健康

美国一项对 1135 名睡眠呼吸暂停综合征患者的研究表明，成人睡眠呼吸暂停综合征更严重的人群，患有高尿酸血症的概率更高。睡眠呼吸暂停综合征是一种睡眠疾病，有一个明显表现——睡觉打鼾。很多人觉得睡觉打鼾是一种睡得香的表现，其实，睡觉打鼾有生理性原因和病理性原因，它可能与健康有关。

● 打鼾与尿酸水平有什么关系

因为人睡觉打鼾的瞬间会出现短暂性的呼吸停止，此时，体内的血液含量严重减少，打鼾持续时间过长、频率过密时可能会造成机体缺血。而机体为了适应这一情况，会增加核苷酸的代谢过程。

这一过程会使机体内的核酸物质增加，体内会产生大量内源性嘌呤，嘌呤最终代谢成尿酸，所以尿酸含量也就会急剧增加，从而使血尿酸水平升高。

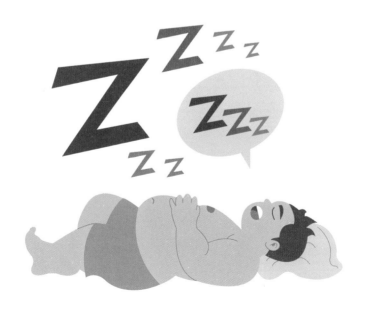

解决打鼾问题的方法

减少平躺

拒绝呼噜，从不仰卧做起。因仰卧时舌根后坠，很容易引起打鼾，所以建议常打鼾的人，尤其是肥胖者，不要仰卧，以免造成呼吸道阻塞，可调整为侧卧位。使用抱枕、在睡衣背后缝一个网球或用浴巾卷一个长条放在身后，都可减少翻身平躺的概率。

枕头垫高点

用两个枕头支撑头部或在枕头下塞本书将其垫高点，有助于减轻打鼾，但是枕头不能太高，一个拳头的高度即可，能保持下颌稍微扬起，可缓解打鼾。

如果枕头使用超过半年，建议换新枕头，枕套和床单每周都要用热水清洗以除螨。硬芯枕头不易引发打鼾，但不能过硬，推荐使用软硬适度的荞麦枕。

吹奏乐器唱歌

研究表明，吹奏乐器可以锻炼上呼吸道肌肉，扩张气道，减少打鼾的概率。坚持每天练习演奏大号、小号、竖笛、口琴等都有效果。唱歌也能起到同样的作用，研究显示，每天唱歌20分钟，坚持3个月，打鼾的现象就会减少。

保持鼻腔通畅

如果打鼾是由于鼻腔阻塞造成的，那么使用各种方法让鼻腔通畅即可缓解打鼾症状，如睡前洗热水澡、使用鼻清洗器（早起或临睡前，用凉水冲洗鼻腔）以及贴通气鼻贴（睡觉时贴在鼻腔外侧）等都有助于缓解症状。

及时就医

如果家里有人打鼾严重、睡觉总张口呼吸，那么家人就要观察其呼吸情况。从呼吸突然暂停时开始数数，超过10个数（大约10秒钟）才恢复呼吸，或一个小时内有5次呼吸暂停，就需要及时去医院做睡眠呼吸监测检查，这是判断睡眠呼吸暂停的金指标。

睡眠质量评估：你的睡眠合格吗

　　睡眠质量包括睡眠深度和睡眠时间两个方面，高质量的睡眠醒了以后疲劳感消失，头脑清醒，精力充沛，从事各项活动都得心应手，所以熟睡而且睡眠充足，就称为好睡眠。睡眠质量的评价包括了主观评价和客观评价。通常人们做的睡眠质量评估都是主观评价。

　　睡眠状况自评量表（SRSS），由中国心理卫生协会常务理事、《中国健康心理学杂志》执行主编李建明教授编制，并在全国协作组制定出中国标准。此量表适用于筛选不同人群中有睡眠问题者，也可用于有睡眠问题者治疗前后评定效果对比研究。

　　此量表有 10 个题目，阅读后根据自己近 1 个月内的实际情况，在最适合的答案序号上打钩（√）。

睡眠状况自评量表

1 您觉得平时睡眠足够吗？

①睡眠过多了　　　②睡眠正好　　　　③睡眠欠一些

④睡眠不够　　　　⑤睡眠时间远远不够

2 您在睡眠后是否已觉得充分休息过了？

①觉得充分休息过了　　　②觉得休息过了　　　③觉得休息了一点

④不觉得休息过了　　　　⑤觉得一点儿也没休息

3 您晚上已睡过觉，白天是否打瞌睡？

①0～5 天　　　②很少（6～12 天）　　　③有时（13～18 天）

④经常（19～24 天）　　⑤总是（25～31 天）

4 您平均每个晚上大约能睡几小时？

①≥ 9 小时　　②7～8 小时　　　③5～6 小时

④3～4 小时　　⑤1～2 小时

5 您是否有入睡困难？

①0～5天　　　②很少（6～12天）　　　　③有时（13～18天）

④经常（19～24天）　　　⑤总是（25～31天）

6 您入睡后中间是否易醒？

①0～5天　　　②很少（6～12天）　　　　③有时（13～18天）

④经常（19～24天）　　　⑤总是（25～31天）

7 您在醒后是否难于再入睡？

①0～5天　　　②很少（6～12天）　　　　③有时（13～18天）

④经常（19～24天）　　　⑤总是（25～31天）

8 您是否多梦或常被噩梦惊醒？

①0～5天　　　②很少（6～12天）　　　　③有时（13～18天）

④经常（19～24天）　　　⑤总是（25～31天）

9 为了睡眠，您是否吃安眠药？

①0～5天　　　②很少（6～12天）　　　　③有时（13··18天）

④经常（19～24天）　　　⑤总是（25～31天）

10 您失眠后心情（心境）如何？

①无不适　　　②无所谓　　　③有时心烦、急躁

④心慌、气短　　⑤乏力、没精神、做事效率低

计分方法

每个问题都分5级评分，选项①计1分，选项②计2分，选项③计3分，选项④计4分，选项⑤计5分。分数越高说明睡眠问题越严重。此量表最低分为10分(基本无睡眠问题)，最高分为50分(睡眠问题最严重)。

别再让低质睡眠下的代谢紊乱"侵蚀"你的身体

逆转认知 1 睡前做好 4 件事，帮你把尿酸一点点排光

● 睡前喝点水

患过痛风的人，可能也发现了，一到晚上痛风就开始兴风作浪，睡得好好的，突然就痛醒了，十分折磨人，不但影响睡眠，整个人也撑不住。为什么痛风主要在晚上发作呢？

其实这跟我们的身体有关，晚上入睡之后，人体血液循环的速度会变慢，此时血液就会更加黏稠，尿酸浓度升高，尿酸值飙升，痛风就会发作。不想在晚上被痛醒，不妨试着在睡前喝点水，不要喝太多，以免影响睡眠，损伤肾功能。睡前喝点水能帮助降低尿酸的浓度，对于体内的代谢也是有好处的。

● 睡前泡泡脚

睡前打盆水泡泡脚，对于高尿酸血症和痛风患者来说是很有必要的。如果体内的尿酸水平过高，晚上尿酸盐沉积，就易引发痛风，在睡前泡脚，能防止尿酸盐的沉积。体内的血液循环好了，尿酸更容易被分解，血流畅通了，尿酸浓度下降，痛风自然不来打扰。不过泡脚的时间不宜过长，正常来说，每晚泡 20 分钟就好，水温也别太高，不要超过 40℃。

＼ 提示 ／

在泡脚的时候，水温热些，脚部皮肤的汗毛孔很快就张开了，而且一直处于张开状态，这个时候直接把脚拿出来晾干，很容易带走部分水分和热气，脚部变凉影响血液循环，从而引起痛风的再次发作，这也是很多痛风患者在洗澡后容易犯病的原因。所以在泡脚后一定要擦干脚并穿上袜子，千万不要晾干。

◉ 睡前适量运动

尿酸高的人，在睡前可以进行适量的运动，但是注意不要进行过于剧烈的运动，这样可能会影响睡眠。慢跑、抬脚等都是不错的运动方式，可以促进身体的新陈代谢，防止尿酸盐沉积，进而预防痛风发作。

◉ 晚上不要吃夜宵

因为工作和生活的关系，一忙就到了晚上，过了十点之后，尽量不要吃东西。不管是烧烤还是炸串，对于高尿酸血症和痛风患者来说，吃了都没有好处，很可能晚上睡觉时痛风就发作了。睡前吃夜宵，不但不利于肠胃，还会使尿酸值升高，尿酸值一高，问题也就来了。所以睡前如果要吃，也要选择清淡的食物，最好早一点吃，防止尿酸盐沉积，带来不利影响。

如果体内尿酸值过高，也不要给自己太大的压力，慢慢地进行调理就不会有什么太大的问题。可以在睡前做好以上这几件事情，慢慢地将尿酸排出去，让尿酸值达到理想的状态。如果你能坚持下去的话，或许痛风就不会找上你。

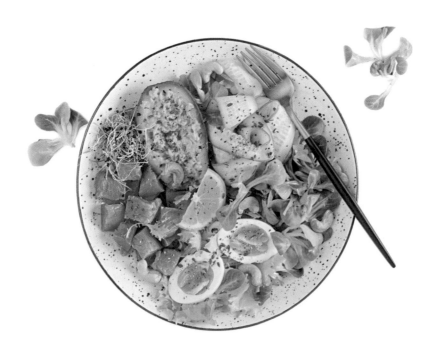

相关研究表明，温度对人体入睡来说是十分重要的，人体遵循自然的生理活动节律，体温也随着生理节律变化而变化，如果人为扰乱了这种节律，很容易影响睡眠质量。

人的体温并不总是恒定在37℃，体温围绕这个数字上下波动，在一天中，温差最大可达到2℃。

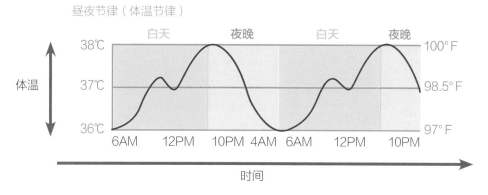

这种周期性的体温升降告诉我们的大脑何时会感觉累，何时会感觉清醒。当体温升高时，人们会感觉更清醒，脑电波发射频率也更高，会感觉有能量。当体温下降时，人们会打瞌睡，感觉身体疲乏，不想做事情。

● 体温节律与睡眠、精力的潜在系统的关系

科学家做过试验，室温保持恒定，人的体温下降不多，睡眠质量不佳；如果室温随体温上下作V形调节，深部体温出现明显升降，睡眠质量趋佳。

为了不使大脑过度疲劳，熟睡中降低大脑的温度，来使大脑休息，缓解一天的疲劳，为第二天的工作和学习作准备是很必要的，所以说，体温不仅管理我们的睡眠，还管理我们的精力。

那么，如何缩小体内温度和体表温度的差距呢？通常方式是先升高体表温度，皮肤为了散热会张开毛孔，体内温度就会随之下降，体内温度和体表温度差值减小，这样就容易引起睡眠。

◉ 调节体温，提升睡眠质量的方法

泡澡或淋浴

用40℃的水泡澡15分钟以上，会使体内温度上升0.5℃，90分钟以后体内温度会降至原来的体温并进一步下降。一开始体温上升得越高，随后下降得越低，但是花费的时间也越长。所以，想通过泡澡来提升睡眠质量，需要提早一个半小时泡澡。如果无法做到这一点，可以选择淋浴（也不能太久）或缩短泡澡时间，否则会导致在该睡觉的时候无法入睡，反而影响睡眠质量。

运动

原理和泡澡一样，适度中低强度的运动可以帮助睡眠，但是高强度的运动使体内温度短时间内上升过高，导致需要更多时间来降温。不仅如此，高强度的运动还会刺激交感神经，抑制副交感神经，导致无法入睡。

其他

另外还有一些细节，比如睡眠环境的温湿度、枕头的透气性。温湿度因人而异，只要调节在相对适宜的状态即可。枕头应选择透气性较好的材质。

逆转认知 3 睡眠的推手：内稳态与昼夜节律系统

睡眠是动物界普遍存在的现象，人类大约有 1/3 的时间用于睡眠。睡眠不足可能会导致精神类疾病（例如抑郁症）、退行性疾病（例如阿尔茨海默病）、免疫力下降、心血管疾病以及代谢紊乱（肥胖、糖尿病），而成年人通常需要7～9小时的睡眠时间。

◉ 内稳态与昼夜节律系统

有两大主要因素决定我们什么时候想睡觉、什么时候想醒来。

第一个因素是大脑深处的 24 小时不断发射出信号的"无形的钟表"，也就是我们俗称的"生物钟"，它会制造出循环的"昼夜节律"，即昼夜节律系统，让我们在夜晚和白天的时段感到疲惫或清醒。

第二个因素是一种在大脑中不断累积的化学物质，它会制造出"睡眠压力"，即内稳态系统。因此，我们清醒的时间越长，这种化学物质积累得越多，睡眠压力就会越大，我们自然会感觉越困。

而这两个系统之间的平衡，就决定了我们白天清醒和专注的程度、晚上的困意，以及上床睡觉的时间。

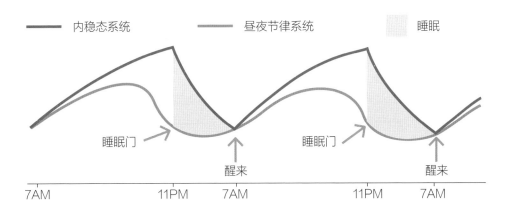

177

◉ 好的睡眠，是在两个系统中找到平衡

人类的行为可以改变昼夜节律系统，比如大量光照导致褪黑素分泌减少，睡眠时间延迟。这个时候，内稳态系统则可以在我们清醒的时候在脑内产生内源性睡眠相关物质，从而逐渐增加睡眠压力，产生睡眠负债，当内稳态系统达到最高峰而昼夜节律下降至最低峰，就导致了睡眠发生，这个时间点就是睡眠之门。

而在睡眠时，内源性睡眠相关物质则完全被代谢掉了，因而又导致觉醒发生。好的睡眠就是我们需要在昼夜节律系统和内稳态系统之间找到平衡。

◉ 7 个小习惯，保持规律睡眠

1. 设置固定的上床时间和起床时间并坚持，避免熬夜和赖床。

2. 规律锻炼，规律进餐，且不要空腹上床。

3. 确保卧室很舒适、夜间的温度适宜，且不受光线和声音的干扰。

4. 夜间避免过量饮用饮料，避免饮酒、吸烟，避免咖啡因的摄入。

5. 别把问题带上床。

6. 把闹钟放到床下或转移它，不要看到它。

7. 避免白天打盹，小睡或打盹时间最好不超过 20 分钟。

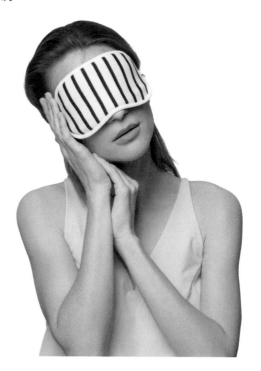

逆转认知 4 一呼一吸，成就深度好睡眠

睡眠问题通常伴随着自律神经系统紊乱，我们的交感神经过于兴奋的时候，大脑就一直处在高速运转当中，此时就无法安然入睡。

当我们通过一个简单的体位法练习，让呼气的发生从下腹部开始并且有意识地延长呼气，这样便能激活副交感神经系统，从而使高速运转的大脑逐渐安静下来，让整个人变得更加放松，进而达到改善睡眠的目的。

掌握了正确的呼吸放松方法，也就掌握了睡眠的诀窍。

● 腹式呼吸放松法

练习的时候可以采取坐姿、站姿或躺姿，眼睛可以睁着，也可以闭着。要尽可能让自己觉得舒服。

将意念集中于腹部（肚脐下 3 厘米到丹田区），并将注意力集中于呼吸。把一只手放在腹部，缓慢地通过鼻腔深吸一口长气，同时心中慢慢地从 1 数到 5。

当慢慢地深吸一口长气时，尽力扩充腹部，想象着一只气球正在充满空气。到位时，肺尖会充满空气。

屏住呼吸，从 1 数到 5，心中默念：1—2—3—4—5。

然后，慢慢地通过鼻腔呼气，同时心中默念：1—2—3—4—5。呼气时要慢慢收缩腹部，想象着一只气球在放气。可慢慢弯腰吐气至 90°，要将肺中空气完全呼吐出。要感觉前腹与后背快要碰到一起。空气完全呼出的感觉像是快要窒息，必须要赶快吸气那样。

以上过程重复 7 次。

● 渐进性肌肉放松训练法

渐进性肌肉放松训练法最早由美国生理学家艾德蒙·捷克渤逊于 20 世纪 30 年代创立，后来逐步完善，广为应用，是一种良好的放松方法。经过渐进性肌肉放松训练法训练之后，训练者一般都会感到头脑清醒、精力充沛、心情平静、全身舒适。

具体做法是进行全身主要肌肉（从手部开始，依次是上肢、肩部、头部、颈部、胸部、腹部、臀部、下肢，直至双脚）收缩放松的反复交替训练。以手部为例。

首先，调整呼吸：

深吸一口气，直到不能再吸入为止，保持一会儿（停 10 秒）。

慢慢地把气呼出来，呼得越干净越好（停 5 秒）。

然后再做一次。深深吸进一口气，保持一会儿（停 10 秒）。

慢慢把气呼出来。

其次，手部放松：

伸出前臂，握紧拳头，用力握紧，体验手上紧张的感觉（停 10 秒）。

放松，尽力放松双手，体验放松后的感觉。身体可能感到沉重、轻松、温暖，这些都是放松的感觉，请体验这种感觉（停 5 秒）。

再做一次。

值得注意的是，在这种放松训练的每一个步骤中，最基本、最核心的动作是紧张肌肉，体验这种紧张的感觉。保持这种紧张感 3~5 秒，然后放松 10~15 秒。最后，体验肌肉放松时的感觉。

● 4—7—8 呼吸放松法

4—7—8 呼吸放松法是由美国哈佛大学的安德鲁·维尔博士开发的，它基于一种古老的瑜伽技巧，帮助练习者控制呼吸。经常练习可以帮助练习者在较短的时间内入睡。

找个舒适的地方坐下或平躺，将舌尖放在口腔顶部，准备练习。在整个练习过程中，需要保持舌头紧张，避免移动舌头。

具体步骤：

张嘴，尽力呼出所有的空气，发出嘶嘶声。

闭嘴，吸气（用鼻子），默念 1—2—3—4。

屏住呼吸，在心中数 1—2—3—4—5—6—7。

呼出一大口气，再次发出嘶嘶声，同时心中默念 1—2—3—4—5—6—7—8。

每四次这样的"一呼一吸"为一次全程呼吸，一开始每天可以做 2 次，然后慢慢增加次数。第一次尝试，可能会有点头晕，但是不必担心，只要每天练习，效果会越来越好。

高质量睡眠计划，
实现痛风自我疗愈

（第一步） 打破传统 8 小时睡眠论，重新定义睡眠

很多人应该都听过 8 小时睡眠论。8 小时睡眠论是说每天晚上只要睡足 8 小时，我们就可以恢复精力，精神重新变得饱满起来。

但有时候我们睡足了 8 小时，却仍旧感到疲惫，有时候明明只睡了 5 个半小时，却感觉精神饱满。这是为什么呢？

其实这和我们的睡眠周期有很大的关系。睡眠一般由五个不同的睡眠阶段组成，分别是入睡期、浅睡期、熟睡期、深睡期、快速眼动期，经历这五个阶段所需的时间通常为 90 分钟左右，每个人各有不同。按这个周期睡眠的方法被称作 90 分钟睡眠法。

8 小时睡眠论真的合理吗

我们常常因为担心失眠而失眠，因为 8 小时睡眠论一直广泛流传，如果没有睡足 8 小时，往往会感到焦虑。但事实上，8 小时只是人均睡眠时间。有的人每晚只睡 2 小时，有的人每晚睡 10 小时以上。每个人都是独一无二的，睡眠时长并不是最重要的，睡眠质量才是关键。我们应该用睡眠周期而非时长，来衡量睡眠。

◉ 不同阶段中的睡眠状态

首先是入睡期，这是睡眠的开始，昏昏欲睡的感觉就属于这一阶段。此时脑波开始变化，频率渐缓，振幅渐小。

其次是浅睡期，这一阶段开始正式睡眠，属于浅睡阶段。此时脑波渐呈不规则进行，频率与振幅忽大忽小。如果此时有人喊睡眠者的名字，睡眠者会被迅速唤醒。

之后是熟睡期和深睡期，这两个阶段是沉睡阶段。此时脑波变化很大，频率只有每秒 1 ～ 2 周，但振幅增加较大，呈现变化缓慢的曲线。此时，睡眠者不易被叫醒，而且醒来时也会有些晕头转向、糊里糊涂。

最后是快速眼动期，在这个阶段，脑波迅速改变，出现与清醒状态时的脑波相似的高频率、低振幅脑波。睡眠者通常会有翻身的动作，并很容易惊醒，似乎又重新进入第一阶段的睡眠。

当我们经历完整的一个睡眠周期以后再醒来，会十分有精神。所以我们晚上睡觉的时间最好为 90 分钟的倍数。

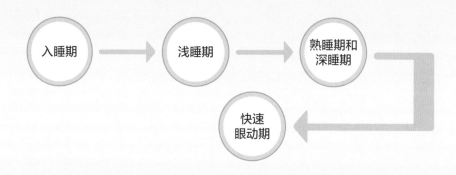

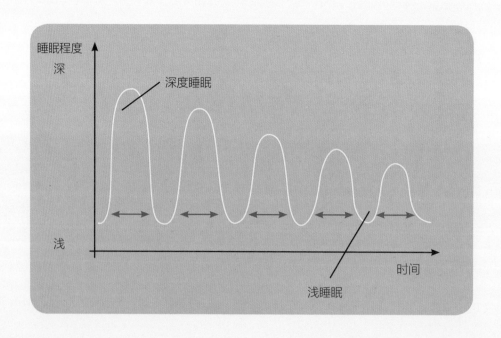

第二步 评价睡眠质量，增加睡眠动力，减少睡眠阻力

◉ 什么样的睡眠算是好睡眠

准备入睡，躺在床上 20 分钟内能入睡。

睡得香，不惊醒，醒后 5 分钟内能再次入睡。

梦少，睡醒后能逐渐淡忘梦境。

起床后无明显疲劳感。

白天工作学习效率高。

可以用一个公式简单评估一下自己的睡眠效率。

> 睡眠效率 = 实际睡眠时间 / 卧床时间 ×100%
>
> 结果大于 85% 就算正常，达到 90% 就已经很好了

从公式来看，缩短准备入睡到睡着这段时间是提高睡眠效率的关键点，俗话说就是"快点睡着"。

提高睡眠效率有以下两个方法：增加睡眠动力（困了，我想睡觉）；减少睡眠阻力（想睡就能睡着）。

◉ 怎样增加睡眠动力

找到并尊重自己的睡眠时长和睡眠节律

建议在比较清闲的一天，晚上有困意了就上床睡觉，第二天睡到自然醒，记录一下时间节点。可以多验证几次。如果确认了，就要尽量按照这个节律作息。

2

利用光这一
授时因子

光是最重要的授时因子。有光时，你的身体时钟认为太阳升起，所以它认为现在是白天。它会通过增强你的昼夜节律来响应，让你保持清醒和警觉。

当在黑暗中，你的身体时钟认为太阳已经落下，所以它认为现在是夜晚。它通过削弱你的昼夜节律来为你的睡眠做好准备，是睡眠的重要动力。

3

进行适量有氧
运动

白天进行适量的体力活动和脑力活动，让自己适当累一点，通过有氧运动分泌腺苷类物质，诱发大脑困倦，能有效增加睡眠动力。

4

白天尽量不要
小憩

白天小憩貌似会帮你弥补睡眠不足。但是实际上，小憩可能还会导致你睡眠不足。因为它提前释放了你体内一部分睡眠平衡压力，这样就会削弱部分积累的睡眠动力，使你很难在晚上入睡，进而让你当晚睡眠不足。

但是，如果你在白天某个时间非常疲倦，并且接下来还有很重要的工作或学习任务，这个时候你可以通过很短暂的小憩来获得警觉性、注意力提升等好处。但小憩时间一定不要过长，10～20分钟即可。

● 怎样减少睡眠阻力

降低内在阻力

平静入睡，睡前不要看令人兴奋的电视、电影等，因为太兴奋会促使身体产生多巴胺，影响睡眠启动。而且屏幕的蓝光会扰乱褪黑素的分泌。

平静入睡

放松反射是应激反射的反义词，为了轻松入睡，你的脑电波频率需要下降到 6 赫兹。但是如果你感到紧张或有压力，你的脑电波频率会更高，进而阻止你入睡。可以通过冥想和默念的方式使身体放松。

放松反射

自我放松，不要有睡眠压力。睡不着可以先不睡，困了再睡。

自我放松

睡觉前给自己一个缓冲期，以缓解一天积累的压力。而不是在结束一天紧张的工作后马上去睡觉，这会有将工作中的压力带入睡眠中的风险。所以，在睡觉之前，留出 30 分钟到 1 小时的放松时间，作为释放白天压力的缓冲期，让你逐渐从清醒状态向睡眠状态过渡。最简单的睡前身心放松方式就是听一段催眠音乐。

\ 提示 /

安眠药适用于短期因环境变化造成的睡眠障碍，需要在医生指导下服用，应用时应慎重。

降低外在阻力

下面从视觉、触觉、听觉、嗅觉、味觉五个方面讲讲睡眠前可以讲究的地方。

视觉	1	保持黑暗，看不见手指的程度
	2	安装厚窗帘或双层窗帘，避免室外灯光
	3	关闭或移除发出蓝光的电子设备
	4	给电脑和手机装上 f.lux 软件
	5	床旁准备一副眼罩，必要时让眼睛完全隔离灯光
触觉	1	室温调至 22~25℃
	2	床品干净、舒服，纯棉材料最好
	3	穿宽松、凉爽的睡衣
	4	睡前泡澡、泡脚，可使用含镁的浴盐
	5	按摩、性生活有助于睡眠
听觉	1	保持安静
	2	使用"白噪声"应对突发的噪声
	3	床旁准备一副耳塞，以防突发的噪声
嗅觉	1	可以摆放自然香味的香包
	2	白天要打开窗户换气，让房间内充满自然清新的气味
味觉	1	多吃含色氨酸的食物，比如小米、酸奶、香蕉等
	2	睡前不要吃得太饱

综上，可以看出其实想提升睡眠效率、提高睡眠质量并不难。只要长期坚持，养成良好的睡眠习惯，睡眠质量自然会提高。

＼ 提示 ／

食用含有咖啡因的食物，实则阻止了腺苷发挥作用，但是腺苷持续堆积，当人体代谢了咖啡因之后，人会觉得更困。

第三步 **调整睡姿，准备进入高质量睡眠**

不健康睡姿让身体无法彻底休息，关节受压迫，肌肉过度疲劳，循环变差，内脏受挤压。不健康睡姿也会让大脑无法彻底休息，翻身频率增高，深度睡眠受干扰。那么，应当采用哪种睡姿？接下来分别介绍不同的睡姿，可根据自己的睡眠习惯进行调整。

仰睡

 优点
1. 体重会均匀分布在全身骨骼，减少颈椎的压力，防止脖子和后背疼痛；
2. 垫高枕头后，仰睡是减少胃酸反流的最佳睡姿；
3. 皮肤自然放松，没有其他力量牵扯，能减少皱纹的产生；
4. 使得胸部能得到最大的支撑，能避免下垂。

 缺点
仰睡时舌头自然后缩，阻碍呼吸，会引起和加重打鼾，肥胖者不适宜采用这一睡姿。

 建议
仰睡者最好选择结实点儿的枕头，压缩后 5~8 厘米的高度最适合，它能更好地支撑颈部，爱打鼾者可在后背垫一个枕头。

俯睡

 优点
1. 减少打鼾的概率；
2. 有助于口腔异物的排出。

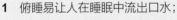

 缺点
1. 俯睡易让人在睡眠中流出口水；
2. 身体的重量大部分压在胸腹部，压迫心脏和肺部，影响呼吸；
3. 增加颈脖及脊椎压力，容易拉伤颈部肌肉、造成肩颈不适、头痛，甚至背痛。

 建议
最好选择乳胶泡沫或弹簧床垫，这比一般的床垫更能保护脊椎，也可以在肚子下竖着垫一个枕头，以减轻后背压力。

左侧睡

 优点
1 利于血液流向心脏，增加回血量；
2 减少胃酸反流的次佳选择。

 缺点
会使心脏受到其他内脏器官的压迫（另有观点认为心脏在胸廓中不会受到太大的压力，并且轻度的压迫会锻炼心脏）。

右侧睡

 优点
1 不会使心脏受到其他器官压迫，令睡眠有稳定感；
2 肝脏处于低位，供血好，有利于新陈代谢。

 缺点
会影响右侧肺部的运作。

 建议
无论往哪侧睡，根据每个人肩膀宽度的不同，侧卧时女性枕头高度可保持在 7~12 厘米，男性枕头高度可保持在 11~14 厘米。这样能填补肩部以上的空隙，让头颈部得到完美支撑。

蜷睡

 优点
缓解腰痛，有助于减轻后背疼痛、缓解脊椎间盘压力。

 缺点
加重颈脖疼痛和头痛。

 建议
选择适合的枕头有助于缓解颈脖疼痛和头痛。采用胎儿式睡姿，脊椎和颈脖应保持一条直线。另外，两膝之间可以夹一个枕头。

第四步 执行睡眠时间方案，提升睡眠效率

大多数失眠患者躺在床上的时间远远多于实际睡眠时间，这样不仅不能延长有效睡眠时间，反而会破坏睡眠的稳态驱动力，引起睡眠效率下降等问题。

通过执行睡眠时间方案，可缩短失眠患者在床上非睡眠状态的时间，使其在床上的时间接近于实际睡眠时间，从而达到提升睡眠效率、改善睡眠质量的效果。

估测出适合自己的睡眠限制时间段

1 在开始前 1 ～ 2 周写睡眠日记，记录每日的上床时间、起床时间、总睡眠时间和总清醒时间。计算近 1 ～ 2 周平均睡眠时间。

2 根据工作或学习需求，规定起床时间。

3 规定上床时间：上床时间 = 起床时间 - 过去 1 ～ 2 周平均睡眠时间。

4 当到了预设的上床时间或在此时间后有睡意时，才可上床睡觉。

5 未来一周内的每一天均需按规定的上床时间和起床时间进行，保持规律作息，并写睡眠日记。

6 一周后根据近一周的实际睡眠时间计算睡眠效率，以便调整和设定新的睡眠方案：睡眠效率 = 实际睡眠时间 / 卧床时间 ×100%，如睡眠效率高于 90%，则可延长卧床时间 15 分钟（提早 15 分钟上床或延长 15 分钟起床）；如睡眠效率低于 85%，则缩短卧床时间 15 分钟；如睡眠效率在 85% ～ 90%，则可维持方案，不做调整。

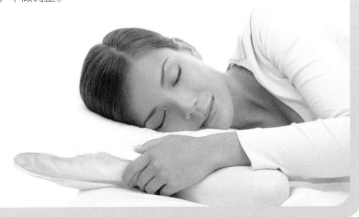

睡眠时间表方案

第1步 合理安排晚餐（17:00-18:00）
晚餐应当以清淡、易消化的食物为主，不宜吃过饱。

第2步 适当运动（18:30-19:00）
做适量运动，微微出汗，促使体温升高一些，然后在更长的时间段内保持更低的体温。

第3步 做好睡眠分界（19:00-21:00）
看看书、看看电影、听听音乐，也可以学习一段时间，活动应以放松精神、去除烦恼的项目为主。

第4步 开始放松身心（21:00-21:40）
洗热水澡10分钟，水温以40℃为宜，可快速去除疲劳。

第5步 呼吸与想象（21:40-21:50）
双腿盘坐，持续5分钟的冥想/正念呼吸，推荐"4-7-8呼吸放松法"。

第6步 控制冲动（21:50-22:00）
设置手机屏幕停用时间，到时间了就锁住不再用。

第7步 进入睡眠（22:00-22:10）
脑中可复盘下今天做的事情，想想自己说的话、遇到的人，然后在一种逻辑性检验完毕的平衡中安然睡去。

为什么"打呼噜"是一个严重的健康杀手?

数据显示,中国人群中阻塞性睡眠呼吸暂停低通气综合征(简称"睡眠呼吸障碍疾病")患者罹患心血管疾病的风险是正常人群的 3.45 倍,罹患脑血管疾病的风险是正常人群的 2.87 倍。

严重的打呼噜会造成睡眠过程中反复的间断性缺氧,从而增加高血压、冠心病、糖尿病及脑卒中的发病风险,并且与阿尔茨海默病、心律失常和呼吸系统疾病等慢性病直接相关。

夜间睡觉感觉口渴,是尿酸高的表现吗?

体内的尿酸代谢主要是通过肾脏进行的,尿酸如果过多地聚集在肾脏中,就会导致肾脏受到一定的损伤。而肾脏作为调节人体水分代谢的重要器官,一旦受损,就会导致异常口渴的问题出现。

所以如果在夜间经常出现异常口渴的现象,可能是暗示你体内尿酸已经超标,希望你在平时能够适当地调理。

一觉醒来,发现下肢异常水肿怎么回事?

夜晚是人体尿酸水平相对较高的一个时间段,因为这个时候,人体的新陈代谢速度下降,很容易造成尿酸的聚集,也会影响到正常水分的代谢,从而导致下肢部位异常水肿的问题出现,而且会伴随出现眼睑水肿的现象。

所以如果出现这种情况,最好尽早去医院检查治疗,以免尿酸升高,诱发并发症,危害身体健康。

睡觉时,感觉关节异常疼痛怎么办?

体内尿酸水平过高,会导致尿酸聚集在体内,堆积在身体各个关节处,形成尿酸盐结晶,这样就会造成关节疼痛的问题。如果不加以调控,会导致痛风的发生,危害身体健康。

所以如果在夜间经常出现关节异常疼痛的现象,可能是暗示你体内尿酸已经超标,希望你能及时去医院检查治疗,适当地进行调理。

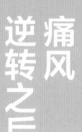

痛风逆转之后

代谢功能正常
尿酸和毒素及时排出体外

饮食结构健康
免疫力强，百病不扰

肠道菌群均衡
加强尿酸分解活性，健康无忧

运动效果显著
减脂增肌，为健康添活力

血液微循环好
"杂物"不堆积，血管更畅通

睡眠状况改善
一觉到天亮，精力足，工作效率高

体脂率轻松达标
健康显身材，乐享年轻态

生活质量提升
享受生命，增加幸福指数